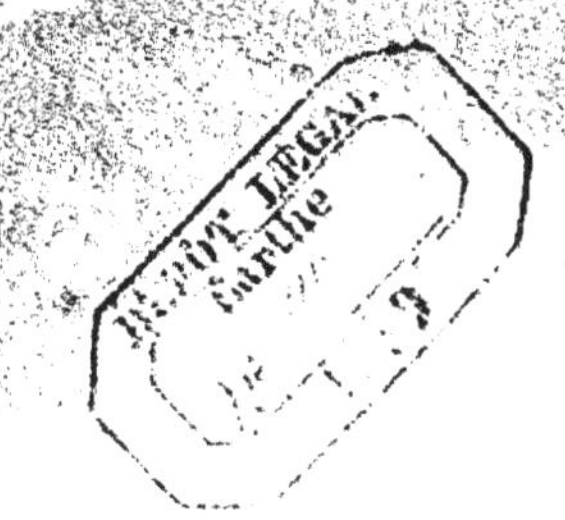

ÉTUDE

SUR

LES INHALATIONS D'OXYGÈNE DANS LA DIPHTÉRIE

PAR

T. GONTHIER

DOCTEUR EN MÉDECINE DE LA FACULTÉ DE PARIS

PARIS
G. STEINHEIL, ÉDITEUR
2, rue Casimir-Delavigne, 2

1889

ETUDE

SUR LES INHALATIONS D'OXYGÈNE

DANS LA DIPHTÉRIE

ÉTUDE

SUR

LES INHALATIONS D'OXYGÈNE

DANS LA DIPHTÉRIE

PAR

T. GONTHIER

DOCTEUR EN MÉDECINE DE LA FACULTÉ DE PARIS

PARIS

G. STEINHEIL, ÉDITEUR

2, rue Casimir-Delavigne, 2

1889

AVANT-PROPOS

Au congrès d'hygiène international de 1878, le Dr Worms, (de Paris), retraçait dans un tableau bref, mais effrayant, les ravages occasionnés non seulement en France, mais dans l'Europe toute entière et dans certaines régions de l'Amérique, par une maladie qui est une cause de mortalité considérable, surtout pour les enfants de deux à cinq ans : cette maladie, la diphtérie, l'orateur ne craignait pas de la qualifier de *peste universelle*, tant sa dissémination — depuis soixante ans — s'est montrée rapide et de plus en plus menaçante pour des générations appelées à vivre.

Cette qualification n'avait certes rien d'exagéré, et il suffit d'un coup d'œil rapidement jeté sur les statistiques générales de la mortalité dressées par les hygiénistes du monde entier, pour se convaincre que la diphtérie, devenue aujourd'hui une maladie vulgaire et pandémique, occupe sur ces tables mortuaires le premier rang parmi les plus funestes à l'humanité.

Les bulletins de M. Bertillon établissent que, depuis vingt ans, la mortalité par diphtérie n'a fait qu'augmenter à Paris, dans une proportion désastreuse : pendant les années 1865, 1866, 1867, la moyenne des décès a été de quarante-cinq pour cent mille habitants;

elle s'est élevée à soixante-quatre pour la période 1868, 1878; à quatre-vingt-quinze pour la période 1879, 1882. En 1883 ce chiffre s'abaisse à quatre-vingt-quatre. Pendant le premier trimestre de 1884, les mêmes bulletins hebdomadaires de la statistique municipale révèlent sept cent soixante-deux décès occasionnés par la diphtérie, et les chiffres fournis par les autres trimestres permettent d'établir une moyenne de quatre vingt-six décès pour cent mille habitants.

Plus récemment enfin, MM. Brouardel et du Mesnil ont présenté à la Société de médecine publique un rapport mettant en évidence ce fait que la diphtérie est la maladie épidémique qui, en France, cause le plus grand nombre de décès. Utilisant les chiffres fournis par la statistique du comité consultatif d'hygiène, en 1886, pour les villes qui ont plus de dix mille habitants, ces auteurs ont trouvé pour deux cent dix villes que :

La diphtérie a causé...............	4.838	décès.
La fièvre typhoïde.................	4.334	—
La variole.........................	3.229	—

Si l'on remarque que les renseignements que l'on possède à peu près complets pour ces deux cent dix villes manquent absolument pour le reste du territoire, et que d'autre part l'histoire des épidémies nous apprend que les campagnes sont plus cruellement frappées que les villes, ou du moins que, quand une épidémie s'abat sur un village, elle fait plus de victimes, — toutes proportions gardées, — que dans les grandes villes, on peut par suite apprécier quel tribut la France paie à la diphtérie.

Dans quelques grandes villes d'Europe et de l'Amérique du Nord, Saint-Pétersbourg, Glascow, Magdebourg, Berlin, Baltimore, etc., la maladie sévit avec une rigueur plus extrême encore qu'à Paris : en 1883, Berlin comptait deux cent vingt-quatre décès (pour cent mille habitants) causés par la diphtérie.

Les villes scandinaves ont été encore plus frappées : en 1885, Stockholm a présenté 122 décès pour 100.000 habitants et Christiania, 340 pour la même population!

L'aggravation du fléau, signalée de toutes parts, justifie donc bien l'expression employée par M. le Dr Worms : la *peste universelle* a pris aujourd'hui la première place parmi les préoccupations des hygiénistes et des médecins de tous pays, et elle tient en éveil l'opinion publique toute entière. Jamais, en effet, époque ne fut plus fertile que la nôtre en publications sur la diphtérie; les recherches du monde savant se poursuivent sans relâche, et il ne se passe guère de semaine sans que la littérature médicale ne s'enrichisse de quelque nouveau document sur une question aussi importante; et partout, dans ces travaux, se manifestent le désir de découvrir la nature de la maladie et aussi l'espoir de perfectionner une thérapeutique que l'on s'accordait à reconnaître illusoire et inefficace.

Quel est l'état de la question au moment où nous écrivons ces lignes? Les efforts des chercheurs ont-ils hâté la solution d'un problème aussi ardu et aussi complexe? Nous devons dire que malgré la multiplicité et la diversité des méthodes, on est encore loin du but : la science demeure presque aussi impuissante qu'aux premiers jours où l'homme avait à combattre un mal connu longtemps avant que Bretonneau eût entrepris d'en faire une nosographie complète sous le nom de diphtérie; jusque dans ces derniers temps, l'observation clinique avait pu seulement mieux préciser les formes ordinaires et la succession des phénomènes morbides, mais la nature de la maladie échappait encore aux investigations des observateurs les plus sagaces.

Il appartenait à l'école pastorienne de donner une impulsion nouvelle à la question en jetant quelque lumière sur la nature du mal. Les *Annales de l'Institut Pasteur* ont publié, vers la fin de l'année dernière, une étude extrêmement importante au point de vue de l'histoire de la diphtérie. Cette étude qui résume les recherches entreprises par MM. Roux et Yersin, permet d'affirmer aujourd'hui la spécificité de l'élément parasitaire annoncé par Jodin en 1859, puis par Hallier, Bühl, Jaffé, Talamon, etc., et plus spécialement connu dans ces dernières années sous le nom de *bacille de Klebs* ou *bacille de Loeffler*.

Il y a là un progrès immense dont il est facile de prévoir la portée : la spécificité du microbe diphtéritique n'avait pas encore été démontrée et l'on ignorait ce fait important que ce bacille, en se généralisant, n'est pas lui-même la cause des accidents de la maladie, mais que ce processus infectieux est dû à un poison spécial, dont la formation est provoquée par l'existence de l'élément parasitaire et qui, selon les doses auxquelles on l'injecte, tue rapidement les animaux ou leur donne des paralysies sans l'intervention de microbes vivants. Ce fait capital établi, il devient permis d'entrevoir comme possible la réalisation d'un traitement rationnel s'adressant tant à l'infection générale qu'aux lésions locales d'une maladie éminemment contagieuse et inoculable.

Mais si la diphtérie est plus que jamais à l'ordre du jour, si son étude s'impose aujourd'hui davantage à l'esprit de tout médecin, ce ne sont point ces considérations qui nous ont conduit à prendre dans la diphtérie le sujet de notre travail. Il eut été téméraire à nous de nous inspirer de l'importante communication faite par MM. Roux et Yersin — encore qu'une telle idée fut bien séduisante; — d'autre part, le champ où notre observation avait eu lieu de s'exercer ne nous avait offert aucun fait saillant qui nous permit de présenter la diphtérie sous un aspect nouveau : en voulant sacrifier à l'actualité, nous étions exposé à reproduire, avec des variantes ou d'une manière sommaire, les nombreux travaux relatifs à l'histoire de la symptomatologie du croup ou à la physiologie des obstructions laryngées.

Nous n'avons pas non plus la pensée d'exposer une nouvelle thérapeutique du mal égyptiaque, comme notre titre semblerait au premier abord le faire croire : car, depuis le moment où Priestley isolait *l'air vital* et révélait ses puissantes propriétés et son rôle dans la respiration, il devait naturellement se présenter à la pensée des thérapeutistes d'en faire usage dans toutes les maladies où la fonction respiratoire se trouve altérée; c'est en effet ce que montre l'histoire des premières applications médicales de l'oxygène.

Nous avons voulu, — abstraction faite du bacille spécifique et de son poison, — voir quels effets l'oxygène pur pouvait avoir sur les phénomènes asphyxiques qui nécessitent la trachéotomie, c'est-à-dire voir si les inhalations d'oxygène pouvaient être un adjuvant utile, un auxiliaire réel, après l'ouverture de la trachée pratiquée le plus souvent comme suprême ressource. Cette idée de l'application de l'oxygène dans la diphtérie ne nous est pas venue spontanément, mais elle s'est présentée à notre esprit comme une épreuve nécessaire à l'éclaircissement d'un fait qui nous avait vivement surpris et dont les causes prochaines nous étaient inconnues. Amené à conclure qu'il fallait attribuer une grande part des résultats notés à l'emploi des inhalations d'oxygène, nous avons cherché quelles modifications ces inhalations pouvaient apporter dans la fonction respiratoire déjà modifiée dans le croup. C'est donc surtout une étude de physiologie appliquée que nous présentons dans ce travail.

INTRODUCTION

L'arrondissement de Saint-Denis est l'un de ceux qui paient à la mort un important tribut du chef de la diphtérie. Si l'on examine un des rapports dressés chaque année par M. le D[r] Le Roy des Barres sur la mortalité par maladies épidémiques et par maladies virulentes, — le rapport de 1883 par exemple, — on voit la commune de Saint-Denis occuper la neuvième place sur le tableau des trente et une communes de la banlieue parisienne; or ce tableau représentant une échelle par nombres décroissants, la place occupée par l'arrondissement de Saint-Denis fait dire à M. Le Roy des Barres : « La diphtérie occupe toujours un rang « élevé dans les tables de mortalité. A Saint-Denis elle « est au premier rang de l'échelle comparée des mala- « dies épidémiques; elle fournit à elle seule un peu plus « du tiers des décès, : 1/2,93. La fièvre typhoïde vient « ensuite, ayant causé moins du tiers des décès (1/3,45), « alors que les fièvres éruptives réunies, variole, rou- « geole et scarlatine n'ont donné lieu qu'à 169 décès, « c'est-à-dire un peu moins que le sixième des « décès (1/6,28) (1). »

(1) *Rapport sur la mortalité par maladies épidémiques et par maladies virulentes dans l'arrondissement de Saint-Denis en 1883, suivi de la statistique des mariages, des naissances et des décès*, par M. le D[r] Le Roy des Barres. (Document de la préfecture de police), page 53.

Saint-Denis rentre donc dans la catégorie des villes dont parle le rapport de MM. Brouardel et du Mesnil. En même temps qu'il venait corroborer la prédominance signalée partout de la diphtérie sur les autres maladies infectieuses, M. Le Roy des Barres, comparant la mortalité en 1883 avec la mortalité des années précédentes, était amené à constater la progression constante du fléau depuis 1881, et il exprimait les légitimes appréhensions que provoquait cette effrayante mortalité.

La ville de Saint-Denis possède un hôpital édifié en 1882 sur des plans nouveaux et d'après les dernières données de l'hygiène hospitalière ; l'heureux choix de son emplacement, sa disposition en pavillons séparés et largement aérés, sa tenue en font un établissement modèle admiré de tous les visiteurs et envié à juste titre par nombre de municipalités en quête de progrès pour la construction d'établissements similaires.

Saint-Denis étant surtout une cité manufacturière, les maladies contagieuses y sont fréquentes comme on peut s'y attendre; cependant, malgré les chiffres du rapport de M. Le Roy des Barres, la diphtérie est relativement rare à l'hôpital.

Le tableau suivant fournit les chiffres des malades atteints de diphtérie qui y ont été traités depuis 1882, année de l'inauguration, jusqu'en 1888.

Ainsi, dans une période de sept années, soixante-quatorze diphtéritiques seulement ont été traités à l'hôpital de Saint-Denis, ce qui donne une moyenne annuelle de onze cas environ (10,5).

Tout d'abord, il y a lieu de s'étonner d'un chiffre

aussi restreint, eu égard aux chiffres généraux fournis par le rapport de M. Le Roy des Barres; mais cela

ANNÉES	NOMBRE de cas	NON OPÉRÉS		OPÉRÉS	
		Guéris	Décédés	Guéris	Décédés
1882	7	3	1	»	3
1883	7	»	4	»	3
1884	12	3	2	1	6
1885	11	2	3	»	6
1886	4	1	3	»	»
1887	5	3	2	»	»
1888	28	3	9	6	10
7 années	74 cas	15	24	7	28

s'explique parce que, en premier lieu, le territoire de Saint-Denis s'étendant jusqu'aux fortifications, les populations qui habitent dans le voisinage de Paris conduisent leurs malades dans les hôpitaux de la capitale, plus rapprochés que ne l'est notre hôpital; d'autre part, on connaît la répugnance manifestée par les classes ouvrières pour les hôpitaux et les Dyonisiens ne sont point les derniers à exprimer leur vive répulsion à envoyer leurs enfants atteints des maladies contagieuses dans le *somptueux palais* construit à leur intention. Nous devons même signaler que les préjugés — habituellement constatés — des ouvriers contre l'hôpital se montrent plus tenaces, plus invincibles à Saint-Denis que peut-être partout ailleurs : la plupart du temps les médecins perdent leurs efforts en de vains avertissements et, quelques conséquences fâcheuses qu'on prédise à leur obstination, les familles ne veulent céder que lorsque les phénomènes asphyxiques se précipitant rendent le dénouement prochain : alors seulement on se résout à transporter les petits malades dans un milieu plus salubre, aussi ceux-ci meurent-ils assez fréquemment pendant leur transport ou peu de temps après leur entrée à l'hôpital.

Il fallait insister sur cette question de préjugés, parce qu'elle a son importance dans l'interprétation du tableau qui précède et dans lequel nous avons séparé à dessein les cas de décès et de guérison sans opération des cas de décès et de guérison après l'ouverture de la trachée.

Les succès post-opératoires ne figurent que pour une unité sur sept trachéotomies pratiquées en 1884, alors que six guérisons sur seize ouvertures trachéales ont été obtenues en 1888; pendant les cinq autres années, l'intervention chirurgicale est restée constamment négative.

Quels sont les facteurs de cette mortalité? Il convient de signaler d'abord l'imprévoyance des familles en présence d'une affection, souvent peu grave en apparence, mais qui prend rapidement une allure dont le pronostic est redoutable ; un second facteur, c'est le refus nettement formulé par les parents d'envoyer à l'hôpital leurs enfants soupçonnés d'être atteints d'angine infectieuse ou de croup, pour y être mis en observation ; ou bien encore, ce sont des hésitations inconcevables, suggérant aux moins mal disposés de ne se séparer de leurs petits malades que le plus tard possible, c'est-à-dire à un moment où le médecin ne se reconnaît plus le devoir d'intervenir. Enfin les conditions physiologiques spéciales aux générations débiles viennent se joindre à l'hygiène déplorable des milieux ouvriers pour former un troisième facteur de mortalité : les tares héréditaires et la misère rendent ces enfants incapables de lutter contre les agents pathogènes de toute nature, tant leur résistance vitale est factice.

Un point pourtant doit être dégagé dans ce noir tableau. — L'année 1888 présente vingt-huit cas de diphtérie; c'est elle qui nous fournit le chiffre annuel le plus élevé des malades entrés à l'hôpital de Saint-Denis, du fait de cette maladie, depuis l'installation des services. Ce chiffre, relativement élevé — en le comparant à celui des années précédentes, — est entré dans le calcul de notre moyenne annuelle, (un peu plus de dix cas) ; or, si nous l'éliminons et que nous prenions seulement les six années comprenant la période de 1882 à 1887, nous ne trouvons plus, pendant ces six ans, que quarante-six cas donnant une moyenne annuelle un peu supérieure à sept cas (7,66). Pendant ce temps, sur dix-neuf opérés, un seul a été guéri en 1884, soit, pour les opérés, une moyenne de guérisons égale à $\frac{5}{95}$ ou 5,26 %. — Pendant la même période, on trouve pour les non opérés : douze guérisons et quinze décès répartis dans vingt-sept cas, c'est-à-dire un peu plus de décès que de guérisons. Il faut remarquer enfin que l'année 1883 se signale par des résultats entièrement négatifs : sept cas ont eu pour suite sept décès (trois opérés, quatre non opérés).

Arrivant à l'année 1888, les chiffres généraux présentent un ensemble tout différent : c'est pendant cette année que l'hôpital a reçu le plus grand nombre de malades par diphtérie ; le chiffre vingt-huit est le plus élevé du tableau et se décompose en douze cas pour les non opérés et en seize cas pour les opérés. Parmi les non opérés, trois malades seulement ont guéri et neuf sont morts, ce qui donne une moyenne de guérisons égale au tiers des décès. Pour les trachéotomisés, les guérisons obtenues atteignent une moyenne fort élevée : 37,5 %. En d'autres termes, et pour nous débarrasser de ces chiffres fastidieux, nous constatons que l'année 1888 a été beaucoup plus favorable aux diphtéritiques traités à l'hôpital de Saint-Denis que ne l'avaient été les années précédentes, et de plus, l'intervention opératoire, nécessitée dans plus de la moitié des cas, a été suivie de succès d'autant plus inattendus que les résultats antérieurs et le peu d'espoir que nous offraient généralement les diphtéritiques traités à l'hôpital de Saint-Denis, nous trouvaient assez facilement enclin à formuler le doute le plus absolu quant à l'heureuse issue des trachéotomies pratiquées.

Qu'on nous permette cet aveu d'un scepticisme qui pourrait faire naître l'étonnement : nous le répétons une dernière fois, les conditions générales comme les conditions accessoires dans lesquelles se trouvaient les petits malades reçus dans nos services rendaient généralement illusoire la croyance au succès de l'intervention.

C'est de la réaction provoquée par ces résultats, que le

hasard nous a révélés(1), qu'est né le désir d'en rechercher la cause. Comment expliquer les faits constatés en 1888, si opposés aux résultats enregistrés antérieurement, alors que le service des diphtéritiques a toujours été dirigé par le même médecin, M. Le Roy des Barres? La grande expérience de l'habile chirurgien de Saint-Denis, la minutie qu'il apporte dans toutes ses opérations étaient incontestablement des éléments de succès, et dans aucun cas il n'a négligé de s'entourer de toutes les chances possibles de réussite; il était donc difficile d'expliquer les insuccès autrement que par le mauvais état général des diphtéritiques; mais cette raison était trop banale pour être satisfaisante. Disons tout de suite que nous croyons pouvoir attribuer les succès obtenus en 1888 à trois motifs : l'emploi des vaporisations antiseptiques, la trachéotomie précoce, et surtout les inhalations d'oxygène.

Voyons en quelques mots l'antisepsie et la trachéotomie précoce.

Antisepsie. — Après ce que nous avons dit des conditions hygiéniques de l'hôpital de Saint-Denis, la pratique d'une large antisepsie semblerait devoir y être plutôt un luxe qu'une nécessité. Mais on sait comment le milieu le plus sain peut devenir en peu de temps malsain ou meurtrier par suite du transport des agents infectieux.

En 1887 on a pu voir une épidémie de variole se pro-

(1) M. Le Roy des Barres nous avait chargé de relever les maladies infectieuses traitées à l'hôpital pendant l'année 1888 pour son rapport annuel.

pager dans l'hôpital même, bien que le service des varioleux fut établi dans des pavillons absolument isolés et éloignés des autres services. C'est à la suite de cette diffusion à l'intérieur des cas venus du dehors, que M. Le Roy des Barres prit des mesures sévères pour empêcher le retour de ce fait reconnu imputable à la négligence des infirmiers attachés aux services « d'infectieux », lesquels communiquaient avec le personnel ou avec les malades des autres pavillons sans prendre la moindre précaution contre la propagation des contages. En même temps qu'on remédiait à cet état de choses, les salles de diphtéritiques, qu'on avait dû ouvrir aux varioleux très nombreux alors, étaient rendues à leur affectation première, non sans avoir été préalablement désinfectées par des vapeurs d'acide sulfureux, puis par deux lavages méthodiques des murs et des planchers, à la solution phéniquée forte d'abord, puis au sublimé.

Quand les salles de diphtérie furent de nouveau occupées, on prescrivit les vaporisations d'eau phéniquée au vingtième à la place des vaporisations de goudron, d'essence de terébenthine ou de solutions saturées de teinture d'Eucalyptus, (méthode de Delhil). qu'on employait avant cette époque. Voilà pour les vaporisations antiseptiques. Pour étayer la valeur que nous leur attribuons, il convient de rappeler la relation de Paterne sur une épidémie de diphtérie observée à Orléans, en 1887 : trente cas (20 croups) traités par les vaporisations antiseptiques ont donné le résultat remarquable

(1) Dr Lemarinier. — *La transmission de la variole et l'isolement des varioleux dans les hôpitaux.* Thèse de Paris, 1888.

de vingt-quatre guérisons. Renou, (de Saumur), a employé des vaporisations d'eau phéniquée à 50 pour 1000, en calculant une évaporation de 1 gramme d'acide phénique, par mètre cube et par vingt-quatre heures, dans la chambre des malades ; il a obtenu par ce moyen les résultats suivants :

Angine diphtéritique, 18 cas.........	1 mort.
Croups non opérés, 21 cas............	3 —
Opérés, 23 cas.....................	7 —

La statistique de Geffrier, qui a adopté la méthode de Renou, est à peu près analogue : 72 cas, 12 morts.

Dans ses conférences de l'hôpital Cochin, M. Dujardin-Beaumetz a rappelé, à propos des vaccinations pastoriennes, le rôle des substances antiseptiques dans l'évolution des microbes. Déjà, en 1883, MM. Chamberland et Roux avaient, — dans une communication faite à l'Académie des sciences, (séance du 9 avril), — donné de précieuses indications sur l'atténuation de la bactéridie charbonneuse et de ses germes sous l'influence des substances antiseptiques. — En mai 1888, Maximovitsch faisait, à la même Société, une communication également très intéressante sur l'action des naphtols α et β sur les éléments parasitaires infectieux et signalait ce fait curieux : La végétabilité du *Bacillus anthracis* est détruite en quinze à vingt minutes par le naphtol α à la dose de 0,3 p. 1000, et par le naphtol β à la dose de 0,6 p. 1000; mais pour détruire la virulence, il faut cinq à six jours de contact avec les mêmes solutions. Ainsi, la végétation de ce bacille et sa virulence ne marcheraient pas de pair.

De l'ensemble de ces données nous sommes en droit de penser que les vaporisations antiseptiques pratiquées dans nos services ont eu leur part dans les résultats de l'année 1888.

Nous ne dirons que peu de chose de la trachéotomie précoce, c'est-à-dire de l'ouverture trachéale pratiquée avant que l'asphyxie ne réclame l'intervention immédiate. Dans le tableau dressé à la fin de cette étude, nous avons noté les cas où cette pratique a été suivie et on remarquera qu'elle a été souvent accompagnée de guérison. Sans nous attarder à discuter l'importance que peut avoir cette méthode, nous rappellerons que plusieurs auteurs, parmi lesquels Watson Cheyne, l'ont préconisée et ont affirmé qu'elle est toujours plus efficace que la trachéotomie tardive.

Nous arrivons au troisième moyen employé pour le traitement de nos malades : l'aération méthodique, c'est-à-dire la distribution la plus large de l'oxygène répandu dans l'air ambiant et l'emploi de l'oxygène pur retiré de l'air atmosphérique par un procédé que nous verrons plus loin. Dans nos chambres de diphtérie, chaque malade peut disposer de soixante-dix à quatre-vingts mètres cubes d'air ; une ventilation facile en permet le renouvellement fréquent. On peut très bien y pratiquer le système d'aération vanté par Rauke, de Berlin, et auquel ce médecin attribue les résultats remarquables de ses statistiques relatives à la diphtérie ; telle n'a pas été cependant notre pratique : nous nous sommes borné à faire renouveler l'air de ces chambres sans déplacer le malade. Voici d'ailleurs les faits signalés par le praticien berlinois : sur quarante-cinq trachéotomies pratiquées pour diphthéries pharyngo-laryngées, Rauke a obtenu vingt-six guérisons, soit une proportion de 57 %, et sur neuf cas de croup d'emblée, ayant nécessité l'ouverture du canal aérien, huit ont guéri, soit 88 %. Depuis une dizaine d'années, Rauke traite tous ses cas de diphtérie, avant ou après la trachéotomie, par une ventilation systématique. A cet effet, deux pièces sont affectées au traitement de chaque malade; l'une d'elles étant aérée en permanence, le malade passe plusieurs fois par jour d'une pièce dans l'autre. En outre les diphtéritiques prennent des gargarismes phéniqués et un peu de chlorate de potasse. Rauke opère de bonne heure les enfants, dès qu'ils ont un ou deux accès de suffocation. Le traitement secondaire consiste en inhalations de vapeur d'eau.

Avec l'aération méthodique, on a généralisé à Saint-Denis, en 1888, les inhalations d'oxygène pur dans le but de provoquer un stimulus général propre à donner un peu de vitalité aux organismes si débilités de nos petits malades. Est-ce réellement à une large distribution de l'oxygène contenu dans l'air atmosphérique qu'il faut faire remonter l'amélioration notée dans la statistique de 1888? Les inhalations d'oxygène pur ont-elles contribué à ce résultat? C'est notre conviction et le but de cette étude est de le démontrer.

Pour pousser plus loin notre analyse nous avons cherché à déterminer, d'une manière aussi rigoureuse que possible, les effets dans la diphtérie de l'oxygène pur inhalé; nous avons eu recours alors aux procédés de la méthode graphique pour enregistrer les variations du rythme respiratoire qui sont, à un moment donné, le symptôme dominant de la maladie. Transporter cette méthode de ses applications scientifiques habituelles dans le domaine de la clinique expérimentale, n'était pas chose aisée; mais nous avons eu la bonne fortune d'être aidé dans cette tâche par notre excellent ami, M. Paul Langlois, chef du laboratoire de physiologie à la Faculté, qui a mis très obligeamment à notre disposition son expérience technique en même temps que ses observations personnelles. Nous tenons à le remercier ici publiquement.

Ce n'est pas sans une grande défiance que nous avons entrepris cette étude, qui pourrait être intéressante si elle était traitée avec plus d'autorité et de perfection : à ceux qui nous liront, nous rappellerons cette pensée de Labruyère : « Celui qui n'écrit que pour satisfaire à « un devoir dont il ne peut se dispenser, à une obli- « gation qui lui est imposée, a sans doute de grands « droits à l'indulgence de ses lecteurs. »

DIVISION

Chapitre premier. — Aperçu historique sur les applications de l'oxygène depuis sa découverte. Effets physiologiques de ce gaz inhalé par l'homme à l'état de santé.

Chapitre II. — De l'emploi de l'oxygène dans la diphtérie.

Chapitre III. — Technique des inhalations d'air vital pur appliquées à l'étude des variations du rythme respiratoire altéré dans la diphtérie.

Observations.

Conclusions.

CHAPITRE PREMIER

Effets physiologiques des inhalations d'oxygène chez l'homme à l'état de santé

> « Tous les êtres ont besoin de l'oxygène ; pour les animaux, c'est le véritable *pabulum vitæ*, l'aliment de la respiration.

Aperçu historique. — Si la présence de l'oxygène dans l'air atmosphérique a été pressentie par l'illustre Léonard de Vinci; si Mayow, un siècle plus tard environ, en 1674, a véritablement affirmé cette présence, si enfin Scheele et les chimistes de son temps ont entrevu cet *air de feu* dans leurs expériences et indiqué sa découverte, il faut arriver jusqu'au XVIIIe siècle pour voir Priestley isoler ce gaz pour la première fois et faire les premières expériences physiologiques qui révélèrent ses puissantes vertus médicales. En effet, c'est le 8 mars 1775, que l'illustre chimiste anglais, ayant placé une souris sous une cloche remplie d'*air déphlogistiqué*, s'aperçut que non seulement cet animal vivait sans danger dans cette atmosphère faite d'un gaz retiré de la sublimation du mercure *per se*, mais *qu'il vivait trois fois plus longtemps* sous la cloche remplie d'oxygène que dans la même cloche remplie d'air atmosphérique.

Priestley surpris de ce fait respira lui-même le gaz qu'il avait découvert, et voici ce qu'il écrit sur les effets de son expérience : « Tout d'abord la sensation qu'é-
« prouvèrent mes poumons ne fut pas différente de celle
« que cause l'air commun. Mais il me sembla ensuite
« que ma poitrine se trouvait singulièrement dégagée
« et à l'aise pendant quelques instants. Qui peut assu-
« rer que par la suite cet air ne deviendra pas un objet
« de luxe très à la mode? Il n'y a jusqu'ici que deux
« souris et moi qui ayons eu le privilège de le res-
« pirer. »

Les applications les plus extraordinaires de ce principe quintessencié suivirent bientôt la découverte de Priestley, mais celui-ci eut le bons sens de comprendre que cette grande activité était un écueil et le rendait dangereux à manier : la stimulation excessive imprimée aux fonctions organiques pouvait conduire à l'épuisement, aussi écrivait-il avec beaucoup d'à propos : « Un
« moraliste peut nous dire que l'air qui nous a été
« accordé par la nature est aussi bon que nous le
« méritons. »

Le fait constaté par Priestley était curieux et intéressant, mais il eut été sans grande portée, si la grande découverte de Lavoisier, la composition de l'air atmosphérique, n'était venue montrer toute sa valeur, si le chimiste français n'avait révélé que l'oxygène est le principe vivifiant de notre atmosphère, celui qui entretient la vie des animaux et des plantes, celui qui engendre toutes les combustions.

Priestley n'avait pas seulement considéré l'oxygène

comme *un objet de luxe pouvant devenir très à la mode*, il avait exprimé en ces termes l'idée d'en tirer parti pour la purification de l'air dans les assemblées d'hommes, dans les hôpitaux, etc. : « L'augmentation de « force et de vivacité qu'acquiert dans cet air déphlo-« gistiqué la flamme d'une chandelle peut faire conjec-« turer qu'il serait particulièrement salubre aux « hommes dans certains cas de maladie, lorsque l'air « commun ne suffirait pas pour en évacuer prompte-« ment l'effluve putride phlogistique. » En 1781, Achard reprit pour son compte l'idée de Priestley.

M. Ernest Labbé pense que c'est en France que furent faites les premières inhalations d'air déphlogistiqué dans un but médical, pour combattre la dyspnée chez les phtisiques. Mais en 1780, Chaussier les prescrit à des malades à l'agonie, plutôt « pour adoucir leurs « derniers moments que pour essayer de sauver leur « vie », et il constate en effet que le but qu'il poursuivait avait été rempli.

Quatre ans plus tard, en 1784, Alexandre Poulle prend l'oxygène pour sujet de sa thèse de baccalauréat, et il n'hésite pas à écrire, dans un accès d'enthousiasme irréfléchi, que l'air vital pourrait prolonger les derniers instants des vieillards « en ranimant le feu de la vie prêt à s'éteindre en eux. »

Sans nous arrêter à toutes les applications thérapeutiques de l'oxygène, faites partout dans les dernières années du XVIIIe siècle, signalons — au point de vue des applications physiologiques — *le soufflet apodopnique*, imaginé par Gorcy (de Neubrisach), en 1789, pour extraire des poumons l'air vicié et le remplacer par de l'oxygène.

En 1790, Heus Courtois propose de pratiquer la trachéotomie dans l'asphyxie, puis, au moyen d'une pompe aspirante et foulante, de débarrasser les voies aériennes des fluides spumeux et des gaz délétères qui les obstruent et d'envoyer ensuite aux poumons de l'oxygène pur.

En 1784, Ingenhouz, médecin hollandais, propose les inhalations d'air déphlogistiqué aux malades atteints de fièvre ou de quelques maladies inflammatoires, pour combattre les exhalaisons « d'un air chargé de miasmes putrides ». C'est à ce moment que respirer de l'oxygène devient un usage fort répandu, basé sur le désir de satisfaire une vaine curiosité plutôt que provoqué par un intérêt scientifique.

Deux ans plus tard, Bergius (de Stockolm) applique la méthode des inhalations aux phtisiques. Ses imitateurs, Chaptal de Montpellier, et Fourcroy constatent aux autopsies de leurs malades, dont ils disent « avoir prolongé l'existence par les inhalations d'oxygène », une sidération de l'appareil pulmonaire, et des gangrènes qu'ils attribuent au chlore issu du chlorate de potasse servant à la préparation de l'oxygène qu'ils administraient.

En 1792, Dumas, professeur de physiologie à Montpellier, *sature* d'oxygène un chien, puis le sacrifie; les désordres considérables qu'il constate, après avoir soumis l'animal à des inhalations forcées pendant douze heures, expliquent l'inefficacité du procédé employé.

Depuis cette époque jusqu'en 1826, les emplois de l'oxygène subissent une période d'arrêt; l'engouement du début se ralentit jusqu'à la reprise des expériences par les médecins anglais Milligen et Broughton (1826-1830). Ces expérimentateurs n'obtiennent que des résultats peu favorables, mais leurs procédés ne sont pas à l'abri de sérieuses objections.

Broughton affirme, en effet, que l'oxygène pur ou un excès d'oxygène tue infailliblement les animaux qui le respirent dans l'espace de quelques heures; or, Broughthon avait omis dans ses expériences d'évacuer l'acide carbonique des cloches où il renfermait les animaux qu'il soumettait aux effets de l'oxygène. Claude Bernard a bien démontré que la mort des animaux placés dans de telles conditions, provient de l'excès d'acide carbonique saturant un espace clos, de manière à produire la condensation d'un gaz impropre à la respiration, qui ne peut s'éliminer et vient s'opposer à l'élimination de celui contenu dans le sang veineux.

Pour abréger cet historique, il faut franchir une longue période de tâtonnements et arriver jusqu'en 1863, pour constater les premiers essais sérieux, dans un sens purement physiologique, essais tentés par Demarquay qui se soumet en personne à l'inhalation du gaz vital. — Jusqu'alors les médecins n'avaient fait qu'une médecine de symptômes ne pouvant s'attaquer aux principes mêmes des maladies pour lesquelles ils employaient l'oxygène; il était donc assez difficile de fixer les caractères certains des inhalations. Depuis Demarquay et grâce surtout aux travaux de Paul Bert et de Claude Bernard, on fut en possession d'indications plus précises qui ont servi aux auteurs modernes.

Effets physiologiques de l'oxygène. — Priestley, dès ses premières expériences, avait noté les effets de l'oxygène sur l'organisme ; mais il n'avait signalé, dans sa relation que des résultats peu précis. Fourcroy se montre plus complet en disant : «Lorsqu'on plonge un animal dans une cloche pleine d'air vital, on voit sa respiration s'accélérer, la dilatation de sa poitrine devenir plus considérable, le cœur et les artères se contracter plus énergiquement ; bientôt il y a un véritable état fébrile : les yeux deviennent saillants, rouges ; la sueur coule de toutes parts, il y a élévation de température. Enfin il est attaqué par une fièvre inflammatoire extrêmement aiguë qui se termine par une sidération et une gangrène dont la poitrine est le principal foyer.» Si Fourcroy précise, mieux que son devancier les effets physiologiques de l'oxygène, par contre, il ne manque pas de verser dans l'exagération : l'animal est en effet placé dans des conditions absolument défavorables ; son organisme ne peut résister à une suractivité fonctionnelle trop prolongée ; puis, l'atmosphère artificielle où il le fait vivre, outre qu'elle est chargée de principes nuisibles, issus de la préparation défectueuse de l'air vital employé, devient un espace limité, dans lequel viennent s'accumuler les déchets de la combustion respiratoire. C'est en favorisant l'élimination des gaz irrespirables que Regnaut et Reiset arrivent à constater, eux aussi, des phénomènes d'accélération et d'excitation de l'appareil circulatoire, chez des animaux placés dans un milieu saturé d'oxygène pur, mais les autopsies ne leur montrent nullement ces gangrènes pulmonaires observées par Fourcroy.

Après Fourcroy, Beddoës, (1792), préconisant la médecine pneumatique, reconnaissait à l'oxygène des propriétés qu'il résumait en quatre propositions principales :

1° L'oxygène produit une résistance remarquable à l'asphyxie; il semble que lorsque le sang a été plus imprégné d'oxygène qu'à l'état normal, il soit plus apte à supporter le manque d'air respirable et même l'action d'un gaz irrespirable.

2° Les animaux qui ont respiré de l'oxygène résistent plus longtemps à l'action des mélanges refroidissants.

3° L'action de l'oxygène paraît se localiser principalement dans le système musculaire.

4° L'oxygène est au plus haut degré un stimulus de l'irritabilité du cœur et des vaisseaux.

Depuis Beddoës jusqu'aux expériences de Brown-Séquard, la question des effets physiologiques de l'oxygène reste en somme très vague et toujours très peu scientifique.

En 1858, Brown-Séquard fait revenir la propriété vitale des muscles et des nerfs de la face en transfusant du sang artériel par la carotide sur la tête d'un chien décapité. L'interprétation de ce phénomène le conduit à penser que l'oxygène nourrit les tissus et que l'acide carbonique les excite; mais Claude Bernard en induit que les propriétés nutritives du sang oxygéné sont indépendantes des globules sanguins dont le rôle est d'exciter les fonctions des autres éléments du corps.

En 1863, Demarquay et Lecomte expérimentent sur eux les effets de l'oxygène et ce dernier écrit dans son Traité de *Pneumatologie médicale* : « Quand on peut « respirer quinze à trente litres d'oxygène, on ne com« prend pas les craintes exprimées à cet endroit par « plusieurs chimistes et physiologistes : non seulement « j'ai respiré à plusieurs reprises cette quantité d'oxygène « sans nul inconvénient, mais mes amis, les docteurs « Joley et Saint-Vel, ont suivi mon exemple sans au« cun danger. Les inhalations d'oxygène ont donc une « parfaite innocuité. »

Lecomte ajoutait que les effets constamment ressentis à la suite des inhalations étaient une agréable sensation de chaleur dans la luette, le larynx et la poitrine, une élévation de la température et du pouls, allant pour ce dernier de quatre à vingt pulsations, mais d'une façon toute passagère et cessant avec les inspirations oxygénées.

Demarquay, passant en revue les divers systèmes de l'économie, signalait que les effets de l'oxygène inhalé étaient peu marqués sur les sens, mais que le système nerveux central était particulièrement affecté, puisque les individus soumis aux inhalations d'oxygène accusaient des picotements des extrémités et une sorte d'ivresse. Il ajoutait que le phénomène qui frappe le plus est l'augmentation de l'appétit et l'augmentation en quelque sorte des propriétés vitales et spéciales du sujet soumis à l'oxygène : « Ce gaz, dit-il, remonte ses forces « et agrandit les puissances d'assimilation. »

Ces observations de Lecomte et de Demarquay sont bien conformes à ce qui a été observé depuis ; et nous allons retrouver, parmi les auteurs plus rapprochés de notre époque, la confirmation des mêmes effets généraux, car les variations signalées par Paul Bert, qui démontrent des effets inverses, sont dues à l'emploi de l'oxygène dans des conditions spéciales : (oxygène sous pression).

Le vicomte de Lapasse expérimente, lui aussi, l'oxygène et note une accélération du pouls persistant pendant une heure après l'expérience, de même qu'une sensation générale de force et de bien-être.

Par contre, Gübler, dans ses expériences sur la respiration, a noté entre autres effets, une sorte d'ivresse fugace et le ralentissement des mouvements respiratoires et du pouls.

En 1873, Paul Bert expérimente l'oxygène à la pression de trois ou quatre atmosphères, il constate des attaques convulsives analogues aux effets du tétanos ou aux convulsions provoquées par l'absorption de la strychnine; les centres nerveux paraissent surtout atteints, car les convulsions se manifestent dès le moment où il fait pénétrer l'animal dans le milieu suroxygéné. Le cœur bat lentement, il y a un abaissement de la pression artérielle, le sang devient noir comme dans l'asphyxie, la température s'abaisse et la faible production d'acide carbonique et d'urée révélée à l'analyse témoigne d'une diminution considérable du travail comburant organique. En un mot, chez un animal placé dans un milieu sursaturé d'oxygène, il se manifeste une diminution de tous les phénomènes chimiques et des effets toxiques très marqués.

Mais ces effets sont en rapport direct avec la pression sous laquelle l'oxygène est administré; le rôle de l'air vital dans ces conditions anormales ne saurait donc prendre place dans l'étude des effets physiologiques de ce gaz.

On peut prendre aujourd'hui comme type d'une étude complète des effets physiologiques de l'oxygène, respiré par l'homme à l'état de santé, l'observation publiée en 1880, à l'instigation de M. Hayem, par un de ses élèves, M. Aune. Ce travail a été fait dans des conditions excellentes; on peut donc dire que ce n'est que deux siècles après la découverte de l'air vital, qu'on a pu enfin être fixé définitivement sur le rôle de ce gaz nécessaire à la vie des êtres, et que son action sur l'organisme humain a été mise en lumière.

Tout d'abord, Aune s'est soumis à un régime rigoureusement déterminé : adoptant une alimentation uniforme, un exercice musculaire et intellectuel limités, il a noté, trois fois par jour et aux mêmes heures, la température, l'état du pouls, la respiration, etc. Pour celle-ci, il a constaté dix-sept cycles par minute, soit 24,480 par jour; si l'on admet que chaque mouvement respiratoire introduit dans le poumon un demi litre d'air environ, la totalité employée pour la ventilation pulmonaire, pendant 24 heures, serait de 12.240 litres sur lesquels 2.578 litres d'oxygène. Mais il faut remarquer que Kuss et Duval disent que sur 2000 litres d'oxygène absorbé, 530 seulement servent à l'hématose ; si on tient compte de cela, l'absorption quotidienne de l'oxygène est de 681 litres.

Pendant les inhalations d'oxygène il signale, dès l'arrivée du gaz dans la bouche, une sensation de fraîcheur assez agréable ; l'oxygène n'est pas tout absorbé ; car si, après une inhalation, il vient à souffler sur une bougie ou sur un fragment de bois présentant un point en ignition, la bougie ou le bois semblent prêts à se rallumer.

La sensation de chaleur dans la poitrine signalée par Demarquay et Leconte n'a pas été ressentie par Aune, bien qu'il ait inhalé jusqu'à 86 litres d'oxygène par jour. En revanche, il a observé des fourmillements aux extrémités des membres et une espèce d'ivresse légère, agréable et « très propre, dit-il, à dissiper l'hypochon« drie. Je suis convaincu que quelqu'un fera des essais « dans ce sens. »

Le développement de la faculté d'assimilation est très manifeste ; de ce fait découle naturellement l'augmentation de l'appétit, de la soif, etc. La température présente une oscillation de trois ou quatre dixièmes de degré : de 36.8, chiffre du début de l'expérience, elle s'élève jusqu'à 37,2 pendant la période des inhalations.

La respiration subit aussi une accélération.

Un fait très important encore, signalé par Aune, est l'influence des inhalations d'oxygène sur la genèse des hématoblastes. Nous y reviendrons en parlant de la leucocytose observée dans toutes les maladies infectieuses et bien étudiées pour la diphtérie, par Binaut, en 1885.

Tels sont les points principaux de l'observation d'Aune. Les expériences ont duré quatre semaines entières pendant lesquelles il a suivi le même régime, quant à la qualité et la quantité des aliments, à l'exercice musculaire et au travail intellectuel. L'oxygène a été pris dans le courant de la deuxième et de la troisième semaine, mais pendant toute la durée des expériences, le pouls, la température, la respiration ont été enregistrés et l'analyse des urines et du sang a été quotidiennement établie.

TABLEAU SYNOPTIQUE DES MOYENNES

	AVANT	PENDANT	APRÈS
Température	37	37.3	37.2
Respirations	17	20.52	17.2
Pulsations	75	91.57	57.00
Poids du corps	76 k. 16	76 k. 81	76 k. 47
Emission de l'urine	1.643 c. c.	1.631 c. c.	1.650 c. c.
Réaction de l'urine	acide	acide	acide
Acide phosphorique	2.61	3.18	3.06
Urée	23.90	23.88	20.26
Chlore	6.80	7.07	6.92
Acide urique	0.72	0.72	0.70
Globules rouges	5.001.133	565.000	5.100.500
Globules blancs	4.057	4.830	5.730
Richesse en hémoglobine	0.97	1.07	1.00
Hématoblastes	248.833	270.000	243.350

L'ensemble de ces expériences est retracé dans le tableau ci-dessus.

Voici les conclusions formulées par Aune :

Les inhalations d'oxygène faites dans de bonnes conditions ne présentent aucun inconvénient; *on peut en absorber cent litres et même plus par jour.*

L'oxygène accroît l'appétit et développe les fonctions d'assimilation, et à ce titre tend à augmenter le poids du corps.

Il provoque une légère ivresse et occasionne des fourmillements dans les extrémités.

Il élève très légèrement la température.

Sous son influence les mouvements et les pulsations deviennent plus nombreux.

L'émission et la réaction de l'urine ne sont nullement modifiées; il y a une légère augmentation des phosphates et des chlorures dans l'urine.

L'oxygène a une action incontestable sur les globules rouges qu'il augmente, ainsi que sur l'hémoglobine ; il paraît être sans influence sur les globules blancs.

Le nombre des respirations est augmenté par les inhalations d'oxygène, de dix-sept à vingt en moyenne.

Le nombre des globules rouges s'accroît de 5,000,000 à 5,650,000; le nombre des hématoblastes, considérés par M. Hayem comme des globules sanguins à l'état embryonnaire, s'accroît également de 20,000 environ.

En 1881, M. Hayem a confirmé ces résultats.

En 1882, Albrecht, dans le résumé de ses observations portant sur cinquante malades, constate également que les inhalations d'oxygène provoquent des mouvements respiratoires plus fréquents, ainsi qu'une augmentation du pouls, sauf chez les sujets affectés de palpitations intenses, chez lesquels il constate, au contraire, son ralentissement.

En résumé, les auteurs sont presque tous (1) unanimes à reconnaître aux inhalations d'oxygène, chez l'homme à l'état de santé, les effets généraux que nous venons d'exposer. Ces effets, parfaitement observés dans de nombreuses expériences bien conduites, sont certains; c'est même là un des points les mieux connus de l'histoire de l'oxygène.

On peut inhaler l'oxygène en grande quantité sans qu'il en résulte aucun inconvénient, la capacité du sang pour cet air étant invariable; ce fluide prend du gaz ce qu'il peut en prendre et rien de plus (1/10 à 1/7 environ). Il est d'une innocuité parfaite; les injections veineuses même en sont inoffensives, à la condition d'être poussées très lentement, et ne produisent qu'un peu d'excitation circulatoire. (NYSTEN, 1816. DEMARQUAY.)

Aune, aurait cependant remarqué que la fréquence de la respiration est proportionnelle aux quantités de ce gaz qui sont absorbées. Avec quarante litres, il a noté que les inspirations s'élèvent de dix-huit à vingt; avec soixante ou quatre-vingts litres, elles s'élevent de dix-huit à vingt-cinq.

Hayem l'administre aux chlorotiques dans la proportion de quatre-vingts à cent litres par jour.

Chez nos malades, à Saint-Denis, nous avons souvent employé jusqu'à cent vingt litres dans les vingt-quatre heures.

(1) Gübler a noté quelques résultats inverses qu'il faut sans doute rapporter à un état pathologique spécial, à une affection organique du cœur par exemple ; c'est, en effet, dans les maladies de cet organe que se rencontre, à peu près constamment, un ralentissement de la respiration et de la circu-

Le Dr Masson (d'Ardres) a publié en 1870, l'histoire d'une femme qui fut délivrée d'un fort accès d'asthme par les inhalations d'oxygène employées avec une persistance telle *qu'elle consomma six cents litres* de ce gaz en vingt-quatre ou trente-six heures.

Cet agent qu'on redoutait autrefois comme devant porter l'incendie dans les poumons et dans le sang, est si peu redoutable qu'il élève à peine de quelques dixièmes de degré la chaleur animale!

A côté de l'oxygène à l'état gazeux se trouve un autre mode d'emploi de ce précieux agent : c'est le gaz dissous dans l'eau, c'est l'*eau oxygénée* qu'il ne faut pas confondre avec le bi-oxyde d'hydrogène découvert par Thénard. Chargée sous pression à un demi-volume de gaz, cette eau est reconstitutive du sang et s'emploie avec succès à combattre la dyspnée, l'asthme, l'asphyxie lente, la cyanose, les maladies du cœur; elle a une action régulatrice marquée dans les troubles des appareils circulatoire et respiratoire.

En 1880, Régnard, recherchant les effets de l'eau oxygénée sur la fermentation, constata qu'elle suspendait ce processus et conservait les substances putrescibles; en outre, elle tue instantanément les algues. C'est en tenant compte de cela que le professeur Damaschino essaya de détruire sur place la mucédinée du muguet, *l'oïdium albicans,* et obtint les résultats les plus satisfaisants en employant une eau chargée de 12 volu-

lation sous l'influence de l'oxygène, au lieu des phénomènes d'accélération circulatoire et respiratoire provoqués par les inhalations d'oxygène.

mes d'oxygène : dès le premier jour, la guérison était assurée par ce liquide qui n'accusait aucune espèce de saveur et provoquait au contraire une sensation très agréable de fraîcheur dans la bouche.

En 1882, Paul Bert et Réguard communiquaient à l'Académie des Sciences l'action nocive de l'eau oxygénée vis-à-vis de certains ferments et des microbes en général. C'est donc un antiseptique très puissant, et divers expérimentateurs ont reconnu sa valeur germicide dans diverses maladies d'origine parasitaire.

L'oxygène, soit à l'état de gaz pur, soit dissous dans l'eau produit constamment des effets analogues ; considéré à un point de vue pharmacologique, il possède deux qualités que l'on rencontre assez rarement dans les agents médicamenteux usuels : puissance d'action considérable et innocuité absolue.

Dans certaines complications (d'ordre physiologique), réfractaires souvent aux médications les plus énergiques, l'oxygène a donné des résultats remarquables ; il convient de citer, à cet égard, son rôle de régulateur dans les vomissements. Dans un cas des plus graves, de vomissements incoercibles, chez une femme arrivée au quatrième mois de la grossesse, c'est-à-dire à une époque où les vomissements ordinaires auraient dû cesser spontanément, l'inhalation de dix, douze et quinze litres d'oxygène suspendit complètement ces terribles accidents après trois jours de traitement.

Hayem a pu empêcher par ce moyen les vomissements des phtisiques et des chlorotiques : il a bien étudié l'action de l'oxygène sur ces troubles. Sa conclusion est la suivante : « Les inhalations d'oxygène se caractérisent « surtout, au point de vue pharmacothérapique, par « leurs effets sur le phénomène vomissement. Quelle que « soit sa cause, le vomissement est très souvent suspen-« du après une ou deux séances d'inhalation, et lorsqu'il « n'est pas entretenu par une lésion organique de l'esto-« mac, la continuation de ces inhalations parvient, en « général, à le supprimer d'une manière définitive. »

CHAPITRE II

De l'oxygène dans la diphtérie

Pendant deux siècles, les nombreuses applications de l'oxygène faites de toutes parts n'avaient pu aboutir à déterminer d'une manière précise le mode d'action physiologique de ce gaz sur l'homme sain; la plus grande partie des expériences entreprises en ce sens avaient été mal conduites; en outre, les procédés défectueux de sa préparation rendaient aisée la critique des faits contradictoires signalés par les physiologistes. Avant que la thèse d'Aune—précédée des travaux de Brown-Séquard, de Paul Bert, de Claude Bernard, de Demarquay, etc., — vint fixer définitivement l'action physiologique de l'agent vital, tout était confus; par contre, dès la découverte de Priestley, l'oxygène fut employé dans presque toutes les maladies.

Enumérer ici toutes les applications de l'oxygène serait nous entrainer hors de notre sujet, malgré l'intérêt qu'il y aurait à faire ressortir les importants résultats obtenus — dans les affections de toutes classes et surtout dans les processus morbides d'origine microbienne — par l'emploi de ce précieux agent. Nous nous bornerons donc à montrer son rôle dans la diphtérie.

Cette affection fournit-elle, *a priori*, une indication formelle des inhalations d'oxygène? La question est complexe, car il faut tenir compte des modifications apportées dans le rythme respiratoire par la sténose laryngée, en même temps que des altérations globulaires du sang, résultant de l'envahissement de l'organisme par des éléments parasitaires infectieux et par leur rapide pullulation. D'une part on doit considérer la fonction de la respiration altérée par une obstruction pseudo-membraneuse s'opposant à l'entrée de l'air nécessaire à l'hématose : c'est là un obstacle d'ordre mécanique; d'autre part, la raréfaction de l'air vient troubler l'harmonie nécessaire aux échanges gazeux; il faut encore ajouter à cela le mode d'action du poison septique élaboré par le bacille de Klebs.

La leucomaïne diphtéritique a été trop récemment mise en lumière par les travaux de l'école pastorienne pour prétendre vouloir établir à son sujet autre chose que de pures hypothèses; mais on peut, par analogie, considérer le rôle accordé à l'oxygène dans l'atténuation des virus.

« Dans l'action des agents physiques (chaleur, « lumière, dessiccation, etc.), qui ont une influence « marquée sur les virus, dit M. Dujardin-Beaumetz, un « facteur toujours constant, c'est l'oxygène. » Déjà, dès ses premières recherches dans cette voie, Pasteur avait reconnu que dans l'atténuation du virus du choléra des poules, cet oxygène était véritablement efficace, et l'expérience qu'il fit à cet égard est des plus démonstratives. Il place dans deux récipients des cultures du micro-organisme du choléra des poules, faites dans des conditions identiques et dans le même milieu nutritif; il ferme hermétiquement le premier récipient et il bouche le deuxième avec de la ouate. La culture dans le vase hermétiquement clos ne s'atténue pas, tandis que celle où l'oxygène de l'air peut se renouveler subit les effets de l'atténuation.

Mais c'est Chauveau surtout qui a bien étudié cette action de l'oxygène sur l'atténuation des virus (1), et qui a signalé le rôle respectif de l'oxygène et de la chaleur dans l'atténuation du virus charbonneux par la méthode de Pasteur (2). D'après ces travaux, l'oxygène, qui ne jouerait aucun rôle dans les températures élevées, rend plus précoce la perte de la virulence et la perte de la propriété prolifique de la bactéridie, lorsque les températures sont basses; mais lorsqu'on augmente la pression de l'oxygène, l'action est beaucoup plus active. Ainsi il place une culture de *Bacillus anthracis* dans un récipient suffisamment résistant pour supporter de l'oxygène ou de l'air comprimé à huit atmosphères; la température du milieu est maintenue à 35 degrés; au bout de trois semaines, il y a une atténuation de cette culture, mais encore faible, puisque 50 °/₀ des moutons inoculés succombent.

Ces recherches sur la bactéridie de Davaine nous rappellent l'ingénieuse théorie imaginée par Metschnikoff : dans toute maladie causée par des microbes, les cellules de l'organisme supérieur envahi se mettent en

(1) *Communication à l'Académie des Sciences*, 12 mars 1883.
(2) *Communication à l'Académie des Sciences*, 21 mai 1888

état de défense et luttent contre les organismes inférieurs, quand elles sont capables d'absorber,de dévorer les éléments microbiens. Les résultats de cette lutte amènent, soit la mort, soit la guérison de l'animal infecté. C'est surtout les leucocytes qui ont la propriété de défendre les animaux contre l'envahissement des microbes et en les absorbant, en les détruisant, ils méritent le nom de *phagocytes* que leur donne Metschnikoff. Cet observateur a d'abord proposé à la voracité des leucocytes la bactéridie charbonneuse : mêlant à une goutte de bouillon charbonneux quelques gouttes de lymphe de grenouille, il a vu la bactéridie saisie par les pseudopodes des leucocytes, pénétrer dans leur protoplasma pour s'y fragmenter et s'y détruire.

En étudiant le sang des mammifères morts de charbon, on constate de la leucocytose : les leucocytes ne contiennent que de rares bactéridies, tandis que chez les mammifères qui ont subi la vaccination charbonneuse, les bactéridies quittent le plasma sanguin et restent prisonnières des globules blancs.

Dans la diphtérie il existe une leucocythémie aiguë bien mise en évidence par M. Bouchut, une première fois en 1868, puis en 1879, à la suite d'un débat contradictoire avec M. Cuffer. Dans la diphtérie légère, l'abaissement des hématies est presque insensible, tandis que dans la diphtérie septicémique leur nombre diminue d'une façon considérable. Cette leucocytose, a pour M. Bouchut, une valeur séméiologique importante : la diphtérie entraînerait une diminution du nombre des globules rouges, une véritable hypoglobulie, pendant sa période d'évolution, tandis que le chiffre des globulesblancs,sans modification dans les cas légers, subirait au contraire, dans les cas plus sérieux, une augmentation d'une telle régularité qu'elle constituerait un élément très important de pronostic; augmentant avec la maladie, diminuant avec elle, cette leucocytose en un mot en suivrait les différentes phases.

Cette proposition de M. Bouchut, combattue par MM. Cuffer et Sanné, a été pleinement vérifiée par Binant dans son travail inaugural sur *les altérations du sang dans la diphtérie.* L'examen de Binaut a porté sur soixante-sept enfants de un à douze ans, parmi lesquels vingt-trois étaient atteints d'angine diphtéritique sans croup; dix-sept d'angine bénigne; six d'angine infectieuse terminée par la mort, enfin quarante-quatre d'angine croupale, ayant nécessité la trachéotomie suivie de trente-deux décès et de douze guérisons sans complication.

Voici les limites extrêmes entre lesquelles ont oscillé les chiffres obtenus par Binaut; ces chiffres indiquent le nombre des globules rouges contenus dans un millimètre cube de sang :

limite minima	*limite maxima*
2.786.900	5.496.900

La proportion des globules blancs pour la même quantité de sang a été, par rapport aux globules rouges :

limite minima	*limite maxima*
1 globule blanc pour 70 rouges.	1 globule blanc pour 400 rouges.

Cette analyse, faite avec les hématimètres de Malassez et de Hayem, a bien démontré l'existence d'une hypoglobulie dans la diphtérie.

Et maintenant, si l'on rapproche de cette leucocytose et de la phagocytose de Metschnikoff, la transformation des éléments embryonnaires du sang sous l'influence des inhalations d'oxygène, ainsi que le veut la doctrine hématoblastique de Hayem, n'est-il pas permis de concevoir que l'oxygène remplit dans la diphtérie un rôle favorable, soit pour augmenter la résistance des phagocytes, soit pour compenser les effets de la diminution des hématies?

De plus, MM. Brown-Séquard et d'Arsonval ont démontré qu'en condensant les vapeurs aqueuses qui sortent des poumons de l'homme et des mammifères en parfaite santé, on obtient un liquide toxique extrêmement puissant, qui est peut-être un alcaloïde organique volatil comparable aux ptomaïnes et aux leucomaïnes ; or, par l'obstruction du conduit aérien dans le croup, cette excrétion pulmonaire toxique doit théoriquement se condenser sans pouvoir s'éliminer par suite de l'insuffisance de la ventilation de l'organe respiratoire : n'y aurait-il pas dans ce fait une nouvelle indication d'envoyer artificiellement aux poumons l'oxygène qu'ils reçoivent en quantité insuffisante ?

Voyons maintenant comment on peut interpréter les troubles dyspnéiques chez les diphtéritiques en faisant abstraction du retentissement du poison spécifique sur les centres respiratoires; voyons s'il est possible de songer encore à prendre l'oxygène comme agent régulateur du système nerveux dans ses rapports avec l'appareil pulmonaire.

Les physiologistes sont loin de s'entendre sur le rôle de l'acide carbonique et de l'oxygène dans la respiration. On admet généralement que les mouvements respiratoires sont réglés par les variations dans la proportion de l'acide carbonique du sang qui baigne les centres respiratoires; or, d'après Zuntz et Geppert, si l'influence des gaz du sang est indubitable, elle ne suffit pas à elle seule à expliquer tous les cas de modifications dans les actes mécaniques de la respiration : ainsi, chez un chien qui exécute des mouvements musculaires, l'énergie des actes respiratoires augmente sensiblement, et cependant le sang contient plus d'oxygène et moins d'acide carbonique chez l'animal qui travaille que chez l'animal au repos. Il en est de même chez un chien dont on tétanise le train postérieur, après avoir interrompu les communications entre la région tétanisée et les centres respiratoires, par une section de la moelle épinière entre la huitième et la douzième vertèbre dorsale. Il faudrait donc conclure de là que si l'activité plus ou moins grande de la ventilation pulmonaire est réglée par la composition et par la quantité du sang qui vient baigner les centres nerveux respiratoires, outre l'action des deux gaz O et CO^2, il faut admettre l'influence d'une troisième substance, encore indéterminée, qui se forme en grande quantité pendant la contraction des muscles et qui, transportée avec le sang aux centres respiratoires, est capable de les exciter même en présence d'un excès d'oxygène.

D'autre part, d'après Bernstein, la dyspnée par manque d'oxygène excite principalement les centres d'inspiration, tandis que la dyspnée par défaut d'acide carbonique agit surtout sur les centres d'expiration. Gad, contrairement à cette opinion, n'admet pas que les centres d'expiration puissent être excités automatiquement par une action directe du sang sur leurs éléments histologiques, mais que la régulation de la respiration normale et son accommodation aux besoins de l'organisme dépendent uniquement de la proportion plus ou moins forte d'acide carbonique dans le sang; dans la dyspnée qui précède l'asphyxie d'un animal placé dans un milieu confiné, ce ne serait point le déficit d'oxygène qui provoquerait le trouble respiratoire, car l'absence d'oxygène n'est pas suffisante pour l'expliquer, mais la seule cause de ce trouble du rythme respiratoire viendrait de l'accumulation de l'acide carbonique.

Les limites entre lesquelles cette accumulation peut se traduire en troubles dyspnéiques ne sont pas très éloignées : d'après Vierordt et Miescher Rüsch, il suffit d'une différence de composition assez minime dans l'air de l'expiration, pour que la sensibilité que montrent les centres respiratoires, pour de légères variations dans la production de l'acide carbonique du sang, se manifeste.

Pour Marckwald, l'excitant normal des centres respiratoires ne doit pas être cherché dans le degré plus ou moins grand de veinosité du sang, c'est-à-dire dans un défaut d'oxygène ou dans l'excès de l'acide carbonique sur les proportions normales, mais il est bien forcé d'admettre l'existence, et par suite l'influence de certaines substances charriées par le sang jusqu'au bulbe. Il se range donc à la théorie de Zuntz et Geppert.

Enfin, il nous faut encore rappeler que le rôle des pneumogastriques dans la respiration est bien loin encore d'être compris de la même manière par tous les physiologistes. Dans certains traités de physiologie, on regarde la respiration comme étant essentiellement de nature réflexe. Les filets terminaux du nerf vague transmettant l'incitation aux centres respiratoires, que leur excitation provienne des variations du mélange gazeux contenu dans les alvéoles pulmonaires (BRACHET, ROMBERG), ou bien encore que ces filets soient excités mécaniquement par les mouvements de retrait et d'expansion de ces mêmes alvéoles. L'inspiration appelant l'expiration et l'expiration étant cause à son tour de l'inspiration (HÉRING et BREUER.)

Ces données si variables entre elles n'autorisent pas à en déduire des éléments favorables ou non au rôle de l'oxygène dans la diphtérie : alors que la physiologie marche encore dans les ténèbres dans sa course pénible vers l'idéal qu'elle poursuit — connaître les secrets de l'essence des êtres — le défaut de connaissance positive de la cause et de la nature des actes biologiques rend plus que téméraires les efforts qu'on emploierait à résoudre un problème que vient compliquer l'action perturbatrice de la maladie. Il faudrait étayer sur une hypothèse la théorie plus ou moins vraisemblable à laquelle on serait conduit et la solution déduite ne serait en définitive elle-même qu'une hypothèse.

Obligé de nous contenter des effets constatés à la suite de l'absorption de l'oxygène, nous devons éviter l'écueil des suppositions gratuites et ne point sortir du domaine de l'observation directe. Dès lors nous devons éliminer, dans la respiration, la partie relative aux échanges gazeux pour ne nous occuper que des phénomènes mécaniques sans nous attarder inutilement sur les causes multiples, source de ces mouvements, dont les variations, dans la diphtérie, attirent le plus l'attention de l'observateur.

Dans la forme commune du croup, quand l'évolution est complète, il arrive un moment où le larynx obstrué par les fausses membranes ne donne plus passage à l'air ou rétrécit singulièrement le conduit aérien. Des troubles respiratoires remarquables se manifestent alors qui dominent toute la scène. La maladie s'efface pour ainsi dire à côté du symptôme, car ce symptôme met la vie en danger.

Ledoux-Lebard a étudié les différents types de la respiration dans l'angine diphtéritique et dans l'angine avec croup au début; il a enregistré par la méthode graphique les troubles respiratoires à la période de tirage, pendant les accès de suffocation et à la période de terminaison du croup non opéré. Pour compléter son étude, il a noté les effets immédiats de la trachéotomie sur la respiration et l'état de la respiration dans quelques-unes des complications du croup.

Nous ferons quelques emprunts à cette étude intéressante, et nous reproduirons quelques-uns des tracés qu'elle renferme, pour les comparer aux nôtres.

Observation — Un enfant de 7 ans est atteint d'angine diphtéritique avec engorgement des ganglions sous-maxillaires, rougeur de la gorge, hypertrophie des amygdales que tapissent des fausses membranes en voie de se détacher. L'angine est à sa période d'acmé. L'enfant respire à la fois par la bouche entrouverte et par le nez. Le passage de l'air à travers les fosses nasales encombrées de mucosités et le pharynx, rétréci par le développement des amygdales, produit un bruit de gargouillement. Ce bruit guttural et nasal masque le murmure respiratoire que l'on entend mal à l'auscultation de la poitrine. Toutefois ce rythme respiratoire n'est pas altéré, la respiration est normale ; elle est représentée par les tracés suivants:

Fig. 1. — Tracé n° 1 (d'après Ledoux-Lebard). — Respiration thoracique.

Inspir. Expir. *Angine diphtérique.*

Tracé n° 2. — Respiration abdominale.

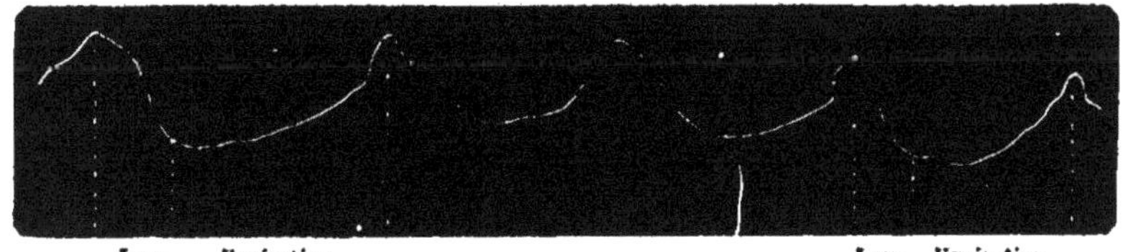

Ces deux tracés ont été pris à la même époque et montrent la régularité de la respiration dans l'angine diphtéritique. L'observation continue en montrant que la fréquence respiratoire varie comme le pouls et la température. C'est la marche habituellement constatée dans le croup. Pendant les premiers jours, la température se maintient à un chiffre élevé, oscillant souvent autour de 39 et 40. Le pouls très fréquent, oscille autour de 120. Puis, dans l'espace de douze heures, la température s'abaisse rapidement de 1°, 5 à 2°, et le pouls tombe de 120 à 90. Si aucune complication n'intervient, le pouls et la température se maintiennent aux environs de la normale. Or, la fréquence de la respiration suit exactement les mêmes varations avec un léger retard sur le pouls et la température.

Dans l'angine diphtéritique toxique, le parallélisme entre la fièvre et la fréquence du pouls persiste encore, mais celle-ci ne suit que de loin l'énorme progression de la température que l'on observe quelquefois. Toutefois la température peut être rare; il se peut même que les rapports entre ces divers éléments soient absolument intervertis et que les chiffres les plus forts de la respiration correspondent aux degrés thermiques les moins élevés. Dans l'observation suivante, qui se rapporte à un cas d'angine diphtéritique toxique, compliquée de bronchite et de lésions pulmonaires intercurrentes, la respiration n'était pas accélérée, mais son rythme était singulièrement modifié. Elle était irrégulière, inégale. En quelques minutes les mouvements thoraciques et abdominaux se succédaient, tantôt avec force, tantôt avec faiblesse, lentement ou avec rapidité. C'était un désordre absolu du rythme respiratoire.

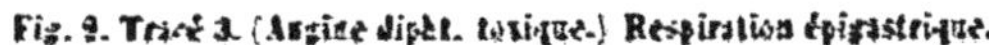
Fig. 9. Tracé 3. (Angine dipht. toxique.) Respiration épigastrique.

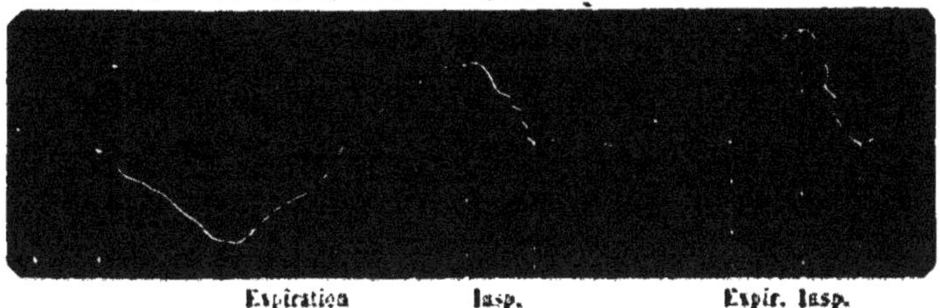

Ainsi dans l'angine diphtéritique simple, la respiration conserve son rythme accoutumé; dans l'angine toxique, la respiration, au point de vue de sa fréquence, peut présenter d'un jour à l'autre de fortes oscillations.

Le trouble respiratoire étant un trouble mécanique, du fait de la sténose laryngée, il vient souvent s'ajouter à cet élément mécanique une dyspnée paroxystique attribuée généralement à un spasme glottique.

A une période plus avancée de l'évolution du croup, des troubles respiratoires plus intenses entrent en scène par suite de l'insuffisance des voies pour l'accomplissement des échanges respiratoires; une dyspnée intense et rapidement croissante en est la conséquence : le malade anxieux, stupéfié par l'angoisse, fait des efforts énergiques pour permettre à la ventilation pulmonaire de s'opérer. La mesure de la respiration se décompose alors en trois temps : un bruit d'inspiration, une phase de silence, un bruit de l'expiration; à ces trois temps correspondent trois séries de mouvements du côté de la poitrine et du ventre. C'est le tirage. « Or, fait remar- « quable, dit Ledoux-Lebard, contrairement aux résul- « tats expérimentalement obtenus par Marey et malgré « l'obstacle opposé à l'entrée de l'air dans la poitrine, la « respiration n'est pas diminuée de fréquence; de plus, « souvent même le nombre des respirations est accru, « soit que la phase du repos qui sépare chaque respira- « tion de la suivante ait diminué de longueur, — comme « Archambault le prétend, soit que chaque révolution « respiratoire mette moins de temps à s'accomplir, malgré « l'apparence de durée plus grande. » Le tracé suivant a été obtenu en plaçant le pneumographe de Marey, sur l'épigastre d'un enfant atteint du croup, pendant la période de tirage. Tirage épigastrique des plus mani-

Figure 3. Tracés 4 et 5. — Ledoux-Lebard. — Croup à la période de tirage. (Respiration épigastrique et abdominale).

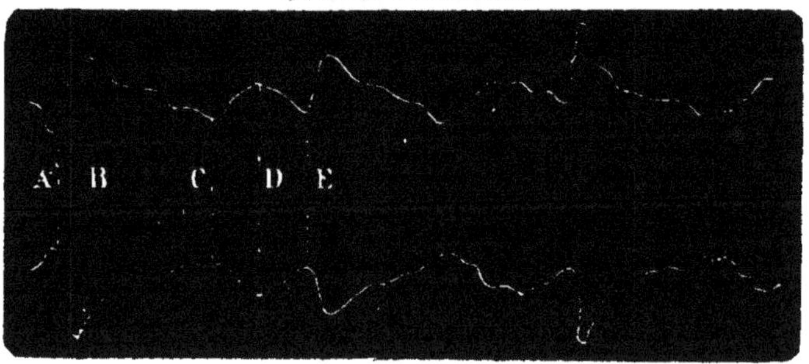

festes avec dyspnée inspiratoire te expiratoire. Le point A répond au début de l'expiration. A ce moment la main placée sur l'épigastre éprouve une secousse due au retrait des viscères abdominaux qui suivent le relâchement du diaphragme. La paroi mobile du pneumographe s'affaisse brusquement et l'aiguille du tambour de l'enregistreur trace la ligne presque verticale AB. L'expiration longue et laborieuse est représentée par la portion oblique et descendante BC de la courbe; alors commence l'inspiration. La ligne BC est obliquement descendante dans toute sa longueur, mais c'est dans sa portion initiale que l'inclinaison est la plus grande, ce qui veut dire que la contraction musculaire atteint rapidement son maximum pour décroître ensuite. L'inspiration commence alors : les muscles abdominaux se relâchent et cessent de dilater le tambour de l'instrument, (portion CD de la courbe), tandis que le thorax reste dilaté par l'air emprisonné dans sa cavité. La ligne BC représente cette expiration laborieuse; à son point initial la contraction musculaire est à son maximum, puis elle décroit. L'inspiration est énergique.

Le mode expiratoire dans le croup offre deux phénomènes spéciaux : le *retrait brusque du diaphragme*, la contraction énergique et prolongée des muscles abdominaux. Dans tous ces efforts, on voit que l'organe tire parti, pour ainsi dire, de tous les moyens dont il dispose pour accomplir sa fonction.

Le tracé suivant a été pris pendant la période de dyspnée avec tirage.

Figure 1. Tracé 6. (Ledoux-Lebard). — Croup avec dyspnée et tirage. Respiration épigastrique A B = Expiration passive; B C = Expiration active; C D = Inspiration.

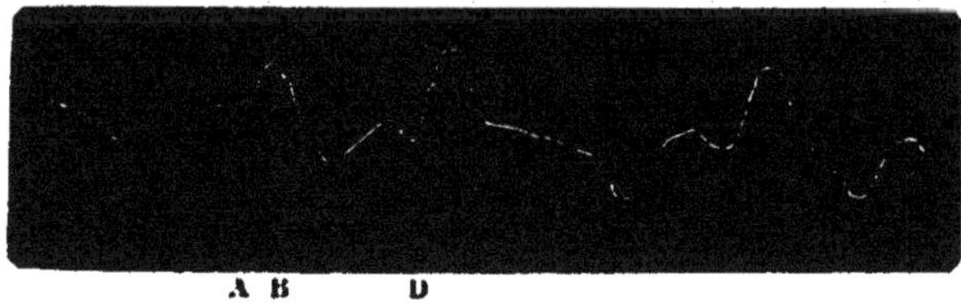

Le creux de l'épigastre, au moment de l'inspiration se déprimait à peine; il n'y avait pas là de tirage proprement dit; mais la dyspnée expiratoire était extrêmement accusée.

La respiration costale supérieure, reproduite dans le tracé VII, se faisait avec énergie.

Figure 5. Tracé 7. (Ledoux). — Croup avec dyspnée et tirage. — Respiration sternale.

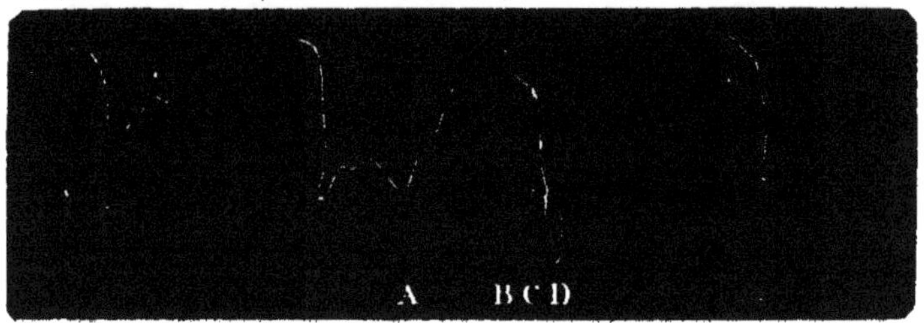

A B = Expiration.
B C = Commencement de dilatation thoracique } Inspiration
C D = La dilatation thoracique s'achève rapidement } Inspiration

Ce type de respiration sternale a été pris chez le même sujet qui a fourni le tracé VI. L'inspiration est très brève par rapport à l'expiration.

Dans le tracé des diverses courbes, on ne voit aucune ligne horizontale correspondant à un repos de l'appareil respiratoire ; le travail est incessant, c'est une suite d'efforts musculaires, de resserrements et de dilatations si rapides qu'ils ne pourraient être appréciés sans le secours des appareils de précision.

Cette intéressante étude de Ledoux-Lebard met bien en évidence les troubles respiratoires, remarquablement variés comme on le voit, dans les diverses formes d'angines diphtéritiques simples et toxiques, et ces troubles varient non seulement d'après le degré de gravité de la maladie, mais la respiration prend des allures différentes quand la dyspnée, le tirage, etc., interviennent.

C'est dans le chapitre qui va suivre que nous avons exposé la mécanique spéciale des mouvements respiratoires lorsqu'on fait inhaler l'oxygène aux diphtéritiques. Nos tracés feront ressortir à première vue une régularité remarquable des révolutions respiratoires que ne fournissent pas les pneumogrammes de Ledoux. Nous pouvons donc dès à présent dire que les inhalations d'oxygène ont une action régulatrice du rythme respiratoire altéré dans la diphtérie.

CHAPITRE III

Technique des inhalations d'oxygène pur appliquées à l'étude des variations du rythme respiratoire altéré dans la diphtérie.

Nous avons vu Brougthon et d'autres physiologistes signaler des désordres de l'appareil pulmonaire dans leurs applications de l'oxygène aux animaux, tandis que Régnaut et Reiset, en s'assurant de la pureté du gaz qu'ils employaient et en prenant la précaution de soustraire leurs sujets aux influences de l'acide carbonique expiré, n'ont jamais constaté de semblables accidents. L'état de pureté de l'air artificiel inhalé a une importance sur laquelle il serait oiseux d'insister, mais que n'ont pas manqué de souligner tous les auteurs qui nous ont donné la relation des expériences faites sur eux-mêmes.

L'enthousiasme qui accompagna la découverte de l'oxygène n'eut point pour corollaire la recherche de perfectionnements dans les procédés de préparation de *l'air de feu*, non plus que l'invention d'appareils commodes pour les inhalations. Pendant longtemps on ne sut se procurer l'oxygène qu'en « sublimant le mercure *per se* » ; plus tard, on l'obtint en chauffant dans une cornue du chlorate de potasse auquel on dut adjoindre du bioxyde de manganèse dans le but d'éviter de terribles explosions.

Aujourd'hui, ce dernier procédé est le plus employé. Or, ce mode de préparation ne peut arriver à dépouiller l'oxygène, ainsi produit, de certains principes, le chlore par exemple, qu'il est très dangereux de respirer.

Priestley raconte que pour goûter le gaz qu'il venait de découvrir, il le respira avec un siphon de verre et « en réduisit une grande jarre à l'état d'air commun. »

Ingenhouz se servait de vessies de porc huilées; Chaussier faisait usage de sacs de taffetas verni.

Scheele s'enfermait dans une armoire où venait aboutir le col d'une cornue chargée de nitre que l'on chauffait; pour absorber l'acide carbonique, on suspendait dans ce meuble des linges trempés dans une solution de potasse.

Beddoës aidé de James Watt, le célèbre inventeur de la machine à vapeur, avait créé pour son *Institut pneumatique* des appareils ingénieux.

Mais il faut arriver à la période contemporaine des recherches physiologiques de l'oxygène pour rencontrer des perfectionnements, cependant encore bien imparfaits et bien compliqués. Demarquay se servait du réservoir de Galante, dont la manœuvre nécessitait tout un apprentissage.

Dans la suite, Limouzin imagina une carafe à large panse et à goulot étroit, dont le bouchon est traversé par deux tubes en verre, l'un plus long allant jusqu'au fond et servant à amener le gaz contenu dans un réservoir, l'autre court, armé d'un tube de caoutchouc, muni d'un embout de verre ou d'ivoire destiné à être placé dans la bouche à la façon d'une pipe.

Le procédé de Limouzin pour la fabrication du gaz est le suivant : on enferme dans une cornue en acier, faite de deux calottes hémisphériques vissées l'une dans l'autre, 100 grammes de chlorate de potasse et 40 grammes de peroxyde de manganèse; le sel de potasse doit être très sec, l'oxyde de manganèse très pur, ne *contenant ni chlorures ni nitrates.* On réunit le cornue chargée au flacon laveur renfermant une solution de potasse caustique. On chauffe avec une lampe à alcool et on obtient en peu de temps 30 litres d'oxygène. Si on veut l'employer immédiatement il faut le laisser refroidir.

Malheureusement, toutes ces manœuvres sont longues et fort compliquées, et l'on n'est pas toujours certain de la pureté des sels d'où l'on se propose d'extraire un gaz *qu'il faut employer absolument pur.* Dans ces conditions, l'oxygène dont les applications médicales s'étendent de plus en plus, depuis que les travaux des observateurs modernes ont mis en relief son immense valeur, tant au point de vue de l'hygiène qu'au point de vue pharmacothérapique, mérite bien de conserver l'ancienne dénomination de *médicament de luxe* que lui donnait Priestley.

L'oxygène dont nous nous sommes servi provenait de la fabrication imaginée par MM. Brin frères.

Dans une communication faite à la Société française

d'hygiène(1), MM. Brin ont exposé un procédé leur permettant d'obtenir la séparation de l'oxygène de l'air atmosphérique par la réduction du peroxyde de baryum

Voici les traits principaux de ce remarquable procédé. L'air atmosphérique, aspiré par des pompes puissantes, traverse en premier lieu un cylindre (remplissant l'office de décarbonateur) dans lequel sont superposées des claies chargées de chaux et de soude caustique. De là, l'air se rend dans des cornues en fer renfermant de l'oxyde anhydre de baryum auquel il fait subir une réduction suivie de réoxydations et de désoxydations successives et indéfinies, la baryte devenant, dans ces conditions, indestructible. Dans cette communication, la baryte est comparée à « une sorte de poumon minéral « qui permet d'absorber l'oxygène et de l'emmaganiser « indéfiniment, sans qu'il soit possible de constater la « moindre diminution dans les résultats. »

Pendant que la peroxydation s'accomplit dans les cornues, l'azote de l'air se rend dans une chambre de vide qui reçoit également l'oxygène pendant la désoxydation. Enfin des pompes foulantes amènent les gaz isolés les uns des autres dans des réservoirs spéciaux, au moyen de jeux de robinets à triple section.

Pour les usages médicaux, l'oxygène est comprimé à *huit* atmosphères dans des récipients métalliques (A. fig. 6) d'un faible volume, contenant *deux cents litres* de gaz. Ces récipients, commodes à manier, sont munis à leur partie supérieure d'un tube étranglé près de son

(1) *Journal d'hygiène et de climatologie*, n° 412, 15 mars 1885 et *comptes rendus de la Société française d'hygiène*, séance du 14 novembre 1884.

extrémité pour pouvoir y adapter, soit un tuyau de caoutchouc terminé par une embouchure E (fig. 6), soit le flacon barboteur du Dr Gaudin, pour le mélange de vapeurs médicamenteuses avec l'oxygène.

Pour compléter ce dispositif, lorsqu'on veut faire inhaler non plus de l'oxygène pur, mais de l'oxygène mélangé d'air, on emploie le réservoir C et la poire à main D (fig. 6). — L'issue du gaz comprimé s'effectue au moyen du robinet B; il est donc facile de régler la sortie de l'oxygène en ouvrant plus ou moins ce robinet.

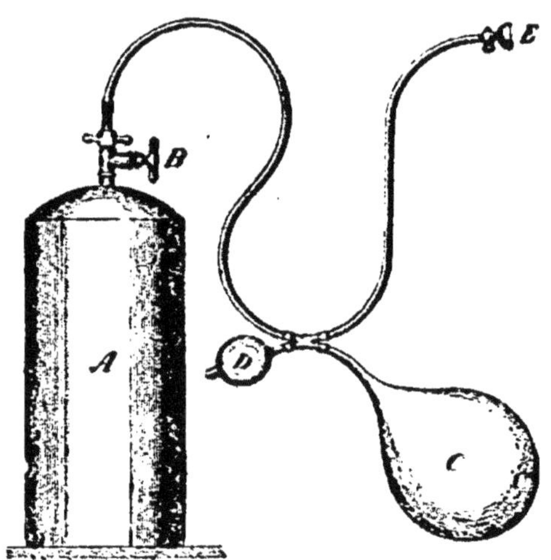

Fig. 6

Nous avons vu dans le laboratoire de M. le professeur Richet un autre modèle de cylindre, dû également à MM. Brin, pour l'administration de l'oxygène. Ce sont des tubes métalliques d'une grande résistance, dans lesquels le gaz est comprimé de *soixante-cinq à cent vingt atmosphères.*

Ces tubes sont de dimensions variées et peuvent contenir depuis *cent* jusqu'à *trois mille cinq cents litres.* Pour permettre l'emploi de l'oxygène comprimé à une aussi haute pression, les tubes sont munis d'un régulateur fort ingénieux qui donne au gaz une issue constante et régulière à une pression donnée.

Ces réservoirs sont d'un maniement des plus faciles. Enfin, pour les travaux de physiologie, des manomètres, gradués différemment, selon qu'on fait usage de hautes ou de basses pressions, notent le débit des régulateurs.

L'oxygène qui nous a servi à l'hôpital de Saint-Denis était parfaitement pur. Chaque fois que nous avons voulu nous assurer de l'état de pureté, un barbotage dans une dissolution de potasse ne donnait naissance à aucun nuage, et, dans la solution argentique il ne se formait aucun précipité, comme en accuse toujours le chlore contenu dans l'oxygène qu'on prépare au moyen du chlorate de potasse.

Technique. — Les tracés respiratoires ont été obtenus avec un cardiographe à lapin de Marey. Les deux tambours étaient appliqués à la hauteur des cinquièmes côtes ; à ce point, en effet, les mouvements de la cage thoracique présentent une amplitude assez faible, mais cette condition devait être recherchée, car si l'appareil était placé plus bas, vers les septièmes côtes par exemple, l'amplitude des mouvements est telle que la plume du tambour est arrêtée à chaque inspiration ou expiration et le tracé indique un plateau absolument fictif.

Le cylindre enregistreur était un polygraphe de Marey, accomplissant un tour dans l'espace de une minute et dix secondes : le papier déroulé présentant une longueur de trente-quatre centimètres, on voit que dix centimètres représentent vingt secondes. Cette vitesse est absolument insuffisante pour permettre l'étude détaillée de chaque mouvement respiratoire, surtout quand il s'agit d'enfants présentant une dyspnée intense. Quoi qu'il en soit, les tracés obtenus donnent les variations du rythme et les modifications de l'amplitude, si l'on a soin toutefois — pour cette dernière donnée — de ne pas toucher le cardiographe pendant toute la durée de l'expérience, un simple dérangement suffit en effet pour donner des indications non comparables entre elles.

Les inhalations étaient employées pendant une demi-heure environ, sans interruption.

Il était nécessaire, en effet, pour étudier les variations du rythme respiratoire, de prolonger les inhalations pour permettre une modification aussi complète que possible de l'air alvéolaire, de l'air en contact avec la muqueuse pulmonaire.

Mais ce procédé est certainement très défectueux au point de vue de l'observation scientifique, car il est impossible dans ces conditions de songer à des mélanges titrés même approximativement ; on sait seulement que l'on fait respirer à l'enfant un milieu suroxygéné, et nous devons nous contenter de ces données.

Quarante litres étaient employés dans l'intervalle

de vingt-cinq minutes. Si nous remarquons qu'il s'agit d'une respiration extrêmement fréquente, de 40 cycles respiratoires complets par minute environ, que chaque respiration représente à peu près cinquante centilitres d'air, nous voyons qu'il s'agit de huit litres par minute, de cent soixante litres à deux cents litres par conséquent pendant l'expérience. Or dans ces cent soixante litres qui ont passé dans les poumons, une portion seulement de l'oxygène, peut-être les deux tiers, ont été introduits : soit 18 °/₀ d'oxygène dans l'air ; or comme ce dernier en renferme déjà 21 °/₀, l'air offert à l'enfant contenait donc 39 °/₀ d'oxygène.

Dans presque toutes les observations prises, l'accélération du rythme respiratoire s'est constamment maintenue pendant les inhalations d'oxygène. Voici d'ailleurs un résumé de sept observations prises sur des cas différents :

	Avant l'ox.	Pendant l'ox.	5 m. après
I. Croup. tirage......	59	56	56
II. Trachéotomie.....	35	50	36
III. Tirage...........	33	46	35
IV. Tirage...........	35	40	»
V. Angine infectieuse.	30	32	29
VI. Trachéotomie.....	53	56	»
VII. Angine...........	28	33	33

Moyenne de l'augmentation 20 °/₀ environ.

Le pouls et la température ne se signalaient point par des écarts appréciables. Quant à la température rectale elle s'élevait de un à deux dixièmes de degré au plus.

Donc un premier fait se dégage commun à chaque observation : presque immédiatement après les premières inspirations, les mouvements respiratoires, loin de diminuer de fréquence, présentent une accélération notable. Cette accélération dans les observations II et III atteint 35 %.

Il serait intéressant d'expliquer cette accélération. On sait, en effet, qu'après une ventilation énergique, soit volontaire chez l'homme, soit à l'aide de la respiration artificielle chez l'animal, il se produit, à un moment donné, une suspension de mouvements respiratoires, qui peut être complète et durer plusieurs minutes. Ce phénomène a été décrit par Rosenthal sous le nom d'*apnée*.

Or, pour le physiologiste allemand cet état d'immobilité est due à l'excès d'oxygène contenu dans le sang, ce qui déterminerait l'inertie des centres bulbaires respiratoires. Cette opinion a soulevé de vives critiques qui s'appuient principalement sur des analyses du sang des animaux apnéiques, lesquelles auraient démontré que le sang contient alors moins d'oxygène que le sang normal ; c'est ce que F. Oswald, Hering et Filehne ont opposé à l'opinion de Rosenthal.

On voit que dans les expériences précédentes, il se produit un phénomène inverse : au lieu de l'apnée que Rosenthal attribue à l'excès d'oxygène, l'augmentation de la proportion d'oxygène dans l'air inspiré, telle que nous la provoquons chez nos malades, augmente la fréquence déjà si grande, des mouvements respiratoires. De plus, si le rythme augmente, la forme subit égalementment une réelle modification; à la phase dyspnéique succède plutôt une phase polypnéique. Si la respiration est plus fréquente, en effet, elle est aussi moins pénible, moins laborieuse. Les contractions diaphragmatiques affectent moins la forme spasmodique, mais il existe encore une difficulté réelle de la respiration.

L'effet est malheureusement peu durable; l'absence d'oxygène est certainement un facteur de la dyspnée respiratoire, mais il n'est pas le seul.

Les obstacles apportés aux échanges respiratoires par les fausses membranes, non seulement s'opposent à l'entrée de l'oxygène nécessaire à l'hématose, mais elle ne permettent que très difficilement la sortie de l'acide carbonique dissous dans le sérum sanguin, et l'on tombe dans ce cercle vicieux d'un organisme forçé d'exécuter un travail musculaire considérable, donnant lieu, par conséquent, à une hyperproduction d'acide carbonique et des autres excitants chimiques du centre respiratoire (acide lactique, substance énigmatique de Zuntz et Geppert, etc.), pour obtenir l'élimination ou la combustion complète de ces produits, grâce à une ventilation pulmonaire énergique.

Ici encore et toujours nous retrouverons cette vieille discussion qui a séparé les physiologistes en deux camps : la dyspnée est-elle due — comme le veulent Valentin, Rosenthal, Bert, Friedlander, etc. — au manque d'oxygène, à l'anoxémie, ou bien est-elle déterminée par une augmentation de tension de l'acide carbonique dans le sang, ainsi que le soutiennent Marshall, Hall, Volkmann, Traube, etc. ?

Quand il s'agit de maladies infectieuses généralisées comme l'est la diphtérie, se localisant même avec une préférence marquée sur le système nerveux, ainsi que l'indiquent les nombreuses paralysies consécutives aux attaques de cette affection, il faut ajouter un autre facteur possible : l'action directe du produit infectieux sur les cellules des centres bulbaires. Cette hypothèse devient très probable à la suite des travaux de MM. Roux et Yersin, qui ont, comme nous l'avons vu, démontré l'existence d'un produit toxique soluble déterminé par le microbe spécifique. Si dans l'angine diphtéritique simple, la respiration est rarement troublée, il n'en est pas de même dans l'angine diphtéritique infectieuse; mais ce qui frappe dans ce cas, c'est l'irrégularité absolue de ces variations du type respiratoire: sans rapport avec la température (dans un certain nombre de cas au moins), il présente quelquefois des variations subites et brusques qui dénotent une profonde altération des centres bulbaires. Dans certains cas même on peut noter un type respiratoire qui rappelle le type de Cheyne-Stokes : la respiration très ralentie, s'accélère brusquement, augmente d'amplitude, atteint ainsi un *fastigium*, pour décroitre ensuite dans les mêmes conditions. Or, pour la plupart des physiologistes, le phénomène de Cheyne-Stokes est intimement lié à des intermittences d'excitabilité du bulbe, et cette observation nous conduit encore à voir dans toutes les variations du rythme respiratoire — dans les cas d'angine infectieuse — le résultat d'une action des principes toxiques se faisant sentir, par intermittences sur les cellules bulbaires.

Enfin, M. P. Langlois, danssa communication à la Société de Biologie (séance du 30 mars 1889), présente une autre explication de cette accélération.

Par suite de la sténose laryngée, l'organisme se trouve en état de subasphyxie prolongée; or, si dans le début de l'asphyxie, l'action de l'acide carbonique est plutôt excitante et accélératrice, il n'en est plus de même quand cette action se prolonge: à l'action excitante succède au contraire une action éminemment dépressive et l'asphyxie amène une dépression considérable des centres nerveux, la dépression des centres aggrave et précipite l'apparition de tous les phénomènes asphyxiques, c'est un cerle vicieux dans lequel se débat le malheureux malade!

Et cette action déprimante de l'asphyxie, on peut l'observer expérimentalement, ainsi que l'ont fait MM. Ch. Richet et Langlois dans leurs recherches sur la ventilation pulmonaire. Ils font respirer un chien à l'aide d'une soupape de Müller qui permet d'augmenter la résistance, à l'expiration et à l'inspiration, d'une quantité voulue, en mettant à la place de l'eau une certaine hauteur de mercure. Si cette pression est assez forte, douze centimètres à l'expiration par exemple (pression que l'animal parvient à franchir, avec difficulté il est vrai), il suffit de faire une asphyxie d'une minute en obturant la canule trachéale, pour rendre désormais l'animal impuissant à franchir cet obstacle; or, si l'asphyxie déprime le centre respiratoire, émousse la sensibilité générale, il faut admettre que sous l'influence d'inhalations d'un milieu suroxygéné et grâce à l'augmentation de tension de ce gaz dans le sang, qui en résulte, l'organisme retrouve une force nouvelle, agit plus énergiquement et surtout plus régulièrement. De là cette accélération que l'on constate pendant les inhalations.

Mais c'est surtout sur le rôle régulateur de l'oxygène qu'insiste M. Langlois. Sous l'influence de l'asphyxie diphtéritique (asphyxie à la fois mécanique et toxique), les centres bulbaires présentent, plutôt qu'une diminution de force réelle, une incoordination incitatrice telle, qu'il n'existe plus de rapport entre la force dépensée et le résultat final obtenu. Cette incoordination offre quelque analogie avec les troubles observés du côté des membres dans les lésions cérébelleuses; il y a une véritable ataxie bulbaire que supprime l'arrivée d'un sang plus oxygéné. Sous l'influence vivifiante et régulatrice de *l'air vital,* le bulbe reprend sa fonction régulière et rythmique.

OBSERVATIONS

Observation I (Communiquée par M. P. Langlois) (1)

Juliette L..., 4 ans.

Opérée la veille, après avoir présenté un tirage considérable. Au moment de l'observation, l'enfant offre tous les symptômes d'une trachéo-bronchite pseudo-membraneuse. Elle a rejeté par sa canule quelques tubes bifurqués : le murmure vésiculaire est très obscur à gauche ; à droite quelques râles sous-crépitants fins.

Figure 7. — Tracé 8.

Tracé 10. — Trachéo-bronchite pseudo-membraneuse (trachéotomie). — Tracé pris avant l'inhalation d'oxygène. — (Lire le tracé de gauche à droite. La ligne ascendante correspond l'inspiration.)

(1) Les quatre observations communiquées par mon ami, le Dr P. Langlois, ont été prises à l'hospice des Enfants-Assistés, dans le service de M. Sevestre ; mais, uniquement occupé de l'action physiologique des inhalations d'oxygène, M. Langlois n'a pas noté, ce que devenaient les malades.

Dr G.

Température élevée, 38°, 8. — Le pouls est bon, un peu rapide 105. Les contractions cardiaques énergiques. La respiration est très irrégulière (35), affectant cependant dans son irrégularité même une certaine périodicité : deux mouvements respiratoires rapprochés étant suivis de trois mouvements plus espacés.

L'inspiration se fait en deux temps : une contraction brusque, puis une courte période de relâchement à laquelle succède immédiatement une expiration spasmodique.

Les inhalations d'oxygène ont lieu pendant 30 minutes. On consomme environ 40 litres de gaz, ce dernier étant amené près de l'orifice trachéal.

Presque au début des inhalations, le rythme s'accélère, l'amplitude augmente, mais les mouvements sont moins convulsifs ; l'inspiration, comme l'expiration, n'a plus lieu qu'en un seul temps.

Respir. 50. Tempér. rectale 38°. 9. Pouls 100.

Figure 8. — Tracé 9.

10 minutes après le début des inhalations d'oxygène.

Ainsi sous l'influence de l'oxygène, le nombre des mouvements respiratoires s'est élevé de 35 à 50, soit une augmentation de près de 40 %.

La figure de l'enfant est moins anxieuse, les lèvres un peu moins cyanosées.

Quelque temps encore après l'inhalation, l'amélioration persiste mais le rythme revient rapidement à son chiffre antérieur, quoique la forme reste modifiée.

Figure 9. — Tracé 10.

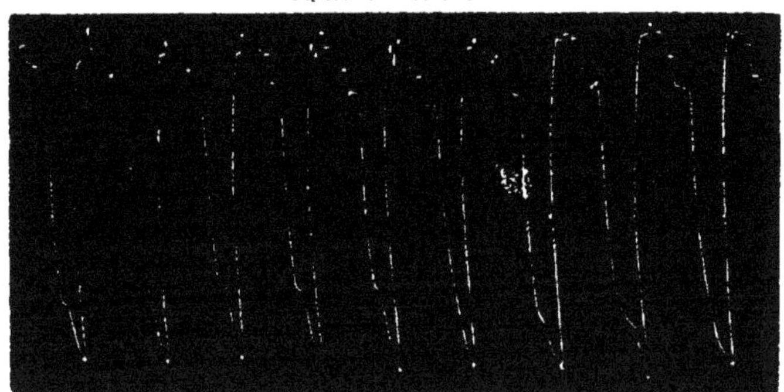

5 minutes après la cessation des inhalations.

Respir. 36. Temp. 38°. 7. Pouls 102.

Les tracés 8 et 9 présentent des caractères différents et bien tranchés que j'ai toujours rencontrés, quoique parfois moins bien nettement définis dans les autres observations. A l'irrégularité du rythme respiratoire, à cette pause inspiratoire prolongée, qui permet de lire, inscrites sur le tracé, les pulsations cardiaques, succède une respiration accélerée, à large amplitude mais régulière, dans laquelle le rapport entre les deux temps respiratoires est conforme au rapport normal; à la période dyspnéique parait bien succéder une période essentiellement polypnéique. Le tracé rappelle, en effet, les graphiques obtenus sur les animaux dont la température a été portée à 42° et qui présentent alors une polypnée thermique.

Observation II (M. Langlois). — *Pas de trachéotomie.*

Maurice L..., 3 ans.

Enfant chétif. Diphtérie contractée dans l'établissement.

Transporté depuis trois jours dans le pavillon d'isolement. Au moment de l'examen l'enfant est très abattu, cyanosé, réagit fort peu aux excitations du dehors.

La température rectale est de 36,1.

Le tirage est tel qu'il est impossible, par l'auscultation, de se rendre compte de l'état des poumons.

L'examen de la bouche montre toute l'arrière-gorge recouverte de fausses membranes.

Le pouls est petit, c'est à peine si l'on peut compter ses battements et il est impossible de prendre un tracé sphygmographique lisible.

Au contraire, la palpation du cœur indique des contractions cardiaques d'une certaine énergie, mais ces contractions présentent une irrégularité très nette : 130 environ par minute avec des intermittences de une seconde à une seconde et demie, ou tout au moins de fausses intermittences, car le tracé fort difficile à prendre par suite des contractions énergiques et désordonnées des muscles de la cage thoracique présente de légers soulèvements pendant ces intermittences.

Notons que cette différence considérable entre l'énergie de la contraction de l'organe central et la faiblesse de la pulsation dans les vaisseaux périphériques a été signalée par Ledoux-Lebard comme un signe d'une grande valeur séméiologique, indiquant l'opportunité de l'intervention chirurgicale.

Quant à la respiration, elle présente le type du tirage caractéristique. Inspiration lente, énergique, se faisant par une série de contractions successives, surtout à la fin du temps inspiratoire, puis suivie immédiatement d'une expiration également spasmodique mais beaucoup plus rapide.

Cette respiration est fréquente, mais elle présente surtout une irrégularité frappante : après cinq ou six mouvements respiratoires, on constate un ou deux mouvements que l'on peut appeler inefficaces, car la course inspiratoire est si faible qu'il doit se produire dans ce cas un mouvement de va et vient dans le conduit aérien, sans aucune influence sur le mélange gazeux contenu dans les poumons. De temps en temps il se produit un arrêt expiratoire absolu.

Respiration par minute, 59. Température rectale, 36,7. Pouls, 130.

On fait respirer à l'enfant vingt litres d'oxygène en vingt minutes environ, mais il est impossible de déterminer quelle est la proportion exacte du mélange respiré par l'enfant dans ces conditions.

Dès la deuxième minute les mouvements diminuent légèrement d'amplitude, mais sont aussi fréquents. L'inspiration est toujours laborieuse.

Vers la douzième minute, le rythme et l'amplitude présentent des variations considérables d'une respiration à l'autre. Les deux temps se font plus lentement, la respiration est toujours spasmodique, mais à un degré moindre. Respirations, 56. Température rectale, 36,7. Pouls, 119.

Après l'inhalation, la respiration reste quelque temps assez régulière, toujours dyspnéique, mais cette amélioration persiste peu. Sept minutes après la fin de l'inhalation tous les phénomènes du début reparaissent aussi prononcés.

Respiration, 56.

Température rectale, 36,8.

Pouls, 121.

Observation III (Langlois)

Jeanne N..., 3 ans.

Enfant bien portante avant sa diphtérie contractée dans l'établissement (Hôpital des Enfants-Assistés). Les premiers symptômes ont été observés quatre jours avant l'examen actuel. Rejet de fausses membranes non tubulées.

L'enfant présente tous les symptômes dyspnéiques habituels : tirage sus et sous-sternal.

33 respirations par minute. Le pouls est encore assez fort, régulier, 100 pulsations par minute. La température rectale est de 37,9.

Auscultation rendue impossible par le tirage.

Inhalation de trente litres d'oxygène en vingt-cinq minutes. Le tracé pris pendant l'inhalation même indique bien peu de modifications : pourtant il dénote une régularité plus grande des mouvements, une respiration moins spasmodique, mais le rythme n'est que très faiblement modifié et dans le sens d'une augmentation de fréquence : 46 respirations par minute au lieu de 35. Il existe donc une polypnée dyspnéique que les inhalations d'oxygène, loin de diminuer, tendent plutôt à augmenter.

Figure 10. Tracé 11. — Ayant l'oxygène.

Immédiatement après l'inhalation de trente litres la respiration tend à reprendre le type observé au début.

Figure 11. Tracé 12. — Pendant l'inhalation.

Respirations, 35.
Température rectale, 38,9.
Pouls, 110.

Observation IV (LANGLOIS)

Charlotte R..., 4 ans. Malade depuis la veille. Croup.

Au moment où elle nous est présentée, cette enfant présente un tirage sus et sous-sternal très intense. La maladie paraît arrivée à son *summum*, il y a une sub-asphyxie très manifeste. Constitution chétive.

La température rectale est de 36°2. La peau est froide.

L'auscultation est impossible.

Le pouls est petit, fréquent, irrégulier. On peut l'évaluer à 110 ou 120 pulsations.

Les contractions cardiaques sont assez faibles et présentent également une grande irrégularité.

Notable quantité d'albumine dans l'urine.

Inhalations de vingt-litres. Le faciès se colore d'une rougeur fugitive: la respiration qui était de 35 s'élève à 40 en deux minutes.

La température ne varie pas.

L'appareil enregistreur mis en mouvement ne peut fournir de tracé par suite d'un accident.

L'enfant est trachéotomisée immédiatement après.

Rejet de plusieurs fragments de fausses membranes et effusion en nappe, autour de l'ouverture trachéale, d'une abondante quantité de sang noir.

La malade est soulagée et paraît plus calme.

L'oxygène inhalé de nouveau maintient pendant quelques minutes les respirations entre 40 et 42.

La température a augmenté de deux dixièmes (36°4).

Ces effets ne se maintiennent pas dès qu'on interrompt l'inhalation. Pouls 123, encore assez peu perceptible.

La mort arrive *neuf heures* après la trachéotomie.

Remarque. — Eu égard aux symptômes constatés à l'entrée, et aussi au mauvais état général remarquable, les neuf heures de survie, après l'intervention opératoire, nous paraissent avoir dépassé notablement les limites de temps généralement assez restreintes en pareil cas.

Observation V (personnelle). — *Croup.* — *Trachéotomie.* — *Guérison.*

Alice D... 7 ans. Entrée le 10 mars 1888, dans la matinée. — Engorgement des ganglions sous-maxillaires, arrière-gorge rouge, amygdales saillantes, tapissées de fausses membranes peu adhérentes.

L'enfant respire à la fois par la bouche et par le nez; cette double respiration produit un bruit de gargouillement empêchant toute auscultation de la poitrine. Toutefois le rythme respiratoire n'est pas très altéré. Les respirations, au nombre de 30, sont égales, régulières, la révolution respiratoire est normale, l'inspiration dure moins que l'expiration. Température élevée, 38°9. Le pouls oscille autour de 120.

Un vomitif amène l'expulsion de quelques fragments pseudo-membraneux tubulés. — Urine légèrement albumineuse.

Inhalations oxygénées aux doses habituelles. Elles amènent une augmentation dans les mouvements respiratoires qui, de 30 vont à 32 par minute.

Le soir la température s'est abaissée à 37°2, le pouls est tombé à 98. — Tirage et dyspnée. Faciès pâle et terrorisé. Les inhalations gazeuses accélèrent les mouvements respiratoires et paraissent produire un effet sur lequel la malade, fort intelligente, donne elle-même des indications d'une voix éteinte et voilée.

La trachéotomie pratiquée à huit heures du soir, après deux accès de suffocation, est suivie du rejet de fausses membranes assez épaisses.

Les inhalations sont faites toutes les deux heures, nuit calme. La respiration notée pendant les inhalations est toujours de 32 à 33 mouvements complets par minute. Quand on les cesse, ils redescendent à 30 et même à 29 cycles.

11 mars. — Rien de saillant.

Vaporisations antiseptiques, inhalation de trente litres de gaz toutes les six heures. — Urines albumineuses.

25 mars. — L'amélioration s'est toujours maintenue.

La plaie trachéale est cicatrisée. L'albumine a disparu. Les inhalations d'oxygène qui, à partir du 16 mars, ont été réduites à soixante litres par jour, sont complètement supprimées.

De ce jour, jusqu'à la sortie de l'hôpital, le 14 avril, l'appétit se manifeste plus vif et les forces reviennent visiblement.

Il a été fait pour le traitement de cet enfant une dépense totale de treize cents litres de gaz environ.

Observation VI (personnelle).

Berthe D..., 5 ans.

Cette malade est la sœur de la précédente. Entrée le même jour, sortie à la même époque. Elle n'a pas été trachéotomisée, étant moins gravement atteinte, bien que sa constitution fût plus délicate.

Ici encore nous avons noté les faits suivants :

Les respirations lors de l'entrée étaient du nombre de trente-trois par minute ; ce nombre atteignait trente-huit et trente-neuf mouvements complets de la cage thoracique pendant les inhalations, puis retombaient à trente-quatre aussitôt qu'elles étaient interrompues.

Observation VII (personnelle).

Lucie M... 3 ans, entrée le 20 février.

Mal à la gorge depuis trois jours ; toux rauque depuis le 19. — Amygdales rouges, très hypertrophiées, réunies sur la ligne médiane; pas de fausses membranes.

Tirage épigastrique. Pas de tirage sus-claviculaire ni sus-sternal. Le cœur bat violemment ; ses battements se perçoivent facilement et sont très exagérés dans le creux épigastrique. Pouls radial petit.

Bruits normaux du cœur.

A l'auscultation de la poitrine, le murmure respiratoire est couvert par le sifflement laryngé. — Les ailes du nez sont dilatées pendant l'expiration comme pendant l'inspiration. — 26 à 30 respirations par minute. Température rectale 37° 5. Pouls 144.

On prévoit comme possible la nécessité d'une trachéotomie pour le soir.— Un peu d'albumine dans l'urine. Vaporisations phéniquées. — Inhalations d'oxygène. Une heure après, les respirations ont légèrement augmenté. On note trente-trois respirations par minute. — 152 pulsations. Température 37° 8.

Cet état reste stationnaire. Même tirage qu'au début de l'examen.

Le soir, à dix heures, les phénomènes semblent s'être amendés, sauf la température qui s'est élevée à 38° 2.

Le 21 *fév.* La nuit a été relativement bonne ; pas d'accès de suffocation. Dans un accès de toux l'enfant a expulsé plusieurs fragments de fausses membranes.

22. — Même traitement. Matin R. 29. P. 143. T. 37° 3. Soir, quelques accès de suffocation. T. 38° 9. Amélioration notable.

25. — Plus de fièvre. Plus d'albumine. La peau est fraiche. La voix n'est plus rauque, la vitalité reparait. Les inhalations sont réduites à 50 litres par jour.

29. —L'enfant quitte l'hôpital dans un état satisfaisant. Elle a inhalé environ 800 litres d'oxygène.

Observation VIII (Personnelle). — *Trachéotomie.* — *Guérison*

Léontine W... 4 ans ; entrée le 3 août 1888 à 11 heures 1/2 du matin. Malade depuis quatre jours.

Examen à l'entrée : — narines un peu rouges mais sans jetage. Il y a déjà eu quelques accès de suffocation. Tirage épigastrique ; pas d'engorgement ganglionnaire, pas de rejet de fausses membranes. Dyspnée intense.

A l'auscultation le murmure respiratoire est complétement couvert par le sifflement glottique. Trente respirations ; P. 128. Temp. 38° 5.

Prescription : vomitif et irrigation de l'arrière-gorge au coaltar saponiné. En la revoyant une demi-heure plus tard, l'enfant a vomi, mais elle est plus mal ; la suffocation a augmenté. 45 R. par minute.

M. Leroy des Barres, appelé aussitôt, l'opère à trois heures ; après l'opération, elle est plus calme, mais très affaissée quand on la remet dans son lit. 53 R. par minute.

A six heures du soir, trois heures après l'opération, 50 respir. par min. Pouls 144. Tempér. rect. 39.

Un peu d'albumine dans l'urine.

Prescription : Pot. de Tood avec quelques gouttes de teinture d'eucalyptus. Oxygène en inhalations.

Les lèvres pâles se colorent dès les premières inhalations, le regard s'anime, l'état de prostration disparaît rapidement. Respiration fréquente : 56 mouvements respiratoires complets par minute ; malgré cette fréquence, il y a plutôt une manifestation de bien-être chez la malade.

Après la trachéotomie, la respiration s'était élevée de 46 à 53 respir. par minutes, puis à 56 après l'oxygène.

Le lendemain et le surlendemain, le nombre des respirations s'est beaucoup abaissé. L'état général est plus satisfaisant. Même traitement, c'est-à-dire 120 litres d'oxygène pour une période de vingt-quatre heures, inhalés par intermittences. Atmosphère phéniquée et ventilation de la chambre fréquemment pratiquée.

5 août. L'albumine a notablement diminué dans l'urine.

Du 7 au 19 août, l'état reste stationnaire. L'albumine a disparu, mais il semble y avoir une période d'arrêt dans le rétablissement de la petite malade, qui ne perd sa pâleur habituelle et ne devient moins languissante que pendant le temps où les inhalations sont pratiquées.

Les rebords de l'ouverture trachéale sont ulcérés et le travail de réparation est très lent.

A partir de cette période, une amélioration notable est constatée chaque jour. La voix reparaît normale ; l'enfant encore faible est promenée dans le jardin dans une petite voiture, pendant une heure chaque jour, quand le temps le permet. Elle sort entièrement guérie le 2 septembre. 1200 litres d'oxygène ont été employés pour cette malade.

Cette enfant, qui avait toujours été chétive, est, à son départ de l'hôpital, dans un état de santé si remarquable, que sa grand'mère, qui était demeurée auprès d'elle pendant toute la durée de la maladie, demandait le moyen de se procurer l'oxygène auquel elle attribuait « la résurrection de son enfant ».

Observation IX (personnelle), *Angine diphtéritique — Croup. — Trachéotomie précoce. — Guérison.*

Henri B..., 2 ans 1/2. Entré le 25 août.

Cet enfant est amené le matin, pendant la visite. Les parents disent qu'il est malade depuis quatre jours ; on l'a fait vomir plusieurs fois.

A l'examen de la bouche, nous constatons de la rougeur dans toute la gorge et quelques fausses membranes disséminées sur l'amygdale gauche. Il n'y a pas d'engorgement ganglionnaire, aucun bruit anormal à l'auscultation de la poitrine. Léger tirage épigastrique.

Trachéotomie après la visite. Le malade a perdu beaucoup de sang pendant l'opération.

Température, 39,2. Respiration, 58, le soir, avant l'oxygène. Après l'inhalation ce chiffre s'élève jusqu'à 63, alors que la température reste la même.

26 août (matin). — Peu d'albumine dans l'urine. Température, 40,3. Pouls, 148. R., 50 (avant l'oxygène).

Après l'oxygène : Température, 40. P., 150. R., 58. (Soir). Respiration, 46 avant l'inhalation, 54 après. Température élevée comme le matin (40,2). L'état étant des plus satisfaisants.

On enlève la canule, mais la respiration devient plus fréquente (52), et il survient des quintes de toux. La canule est remise en place au bout de quelques instants, le nombre des respirations diminue (43 au lieu de 52).

Quelques ronchus disséminés dans la poitrine.

27 août. — Dans un accès de toux, la canule a été projetée et son déplacement s'accompagne d'une perte notable de sang par l'ouverture laryngée. La respiration n'a cessé d'être gênée jusqu'au moment où la canule a été remise en place.

28 et 29 août. — L'appétit revient, l'enfant est gai, l'amélioration continue. On le laisse sans canule pendant un temps de plus en plus long et on la retire définitivement le 30. Les inhalations sont supprimées à cette date.

Rien de particulier les jours suivants. Le retour à la guérison s'accentue chaque jour davantage, le malade quitte l'hôpital le 12 septembre.

Observation X (Personnelle) — *Croup avec tirage. — Trachéotomie précoce.*

Charles M..., 5 ans. Entré le 5 septembre. Malade depuis quinze jours, au dire des parents qui se seraient aperçus que leur enfant avait « le cou enflé ». Un émétique a été pris la veille.

Au moment de l'examen le malade est assoupi. 32 respirations par minute, 126 pulsations. Un peu de tirage sus-sternal et sus-claviculaire.

La voix est éteinte de même que la toux. Les amygdales rouges, tuméfiées, ne présentent pas de fausses membranes. Température, 37,5. Pas de bruits dans les poumons, pas d'albumine.

La dyspnée est loin d'être asphyxique; lorsque la trachéotomie est faite il n'y a eu encore qu'un seul accès de suffocation.

Avant la trachéotomie nous comptons 36 respirations. L'opération se fait sans difficulté.

Immédiatement après l'ouverture trachéale les mouvements respiratoires tombent à 32 (Le pouls et la température n'ont pas varié). Sous l'influence de l'oxygène, ils remontent rapidement jusqu'à 45 et même 48 révolutions complètes par minute.

Le 6 septembre (matin). — Le pouls est petit, fréquent; les battements cardiaques sont difficilement perceptibles. Pas de bruits morbides dans la poitrine. Un peu d'abattement général. Avec les inhalations le petit malade paraît moins affaissé.

Le 7 et le 8 septembre. — Rien de particulier.

	Avant l'oxygène.				*Après l'oxygène.*		
	T.	P.	R.		T.	P.	R.
Le 6 (matin)	37,5	126	»	—	37,5	126	48
— (soir)	37,5	126	32	—	37,7	128	46
Le 7 (matin).....	38 »	120	44	—	38,1	122	56
— (soir).......	39 »	150	20	—	39,1	152	42

Les jours suivants l'amélioration de l'état général fait de notables progrès. Sortie de l'enfant le 22 septembre.

Observation XI (Personnelle) — *Trachéotomie précoce.*

Marie R..., 3 ans. Entrée le 25 novembre.

Peu de tirage. Pas d'engorgement ganglionnaire. Écoulement muqueux par les narines. Rougeur de l'arrière-gorge, hypertrophie des amygdales peu marquée, pas de fausses membranes.

A l'auscultation de la poitrine aucun bruit anormal n'est révélé

— Albumine dans l'urine. Température rectale 38°. 3. — L'enfant toussait depuis plusieurs jours. La trachéotomie est pratiquée sans incident à noter. Opération facile, l'enfant ne fait aucune défense. Des fausses membranes sont rejetées dès l'ouverture de la trachée; l'une d'elles est épaisse et étendue.

Inhalations d'oxygène comme d'habitude : les phénomènes ordinaires, accélération de la respiration, vivacité plus grande de la physionomie, etc., se reproduisent invariablement après chaque séance d'une durée de vingt-cinq à trente minutes.

Dépense moyenne par vingt-quatre heures : 100 à 110 litres de gaz.

Le 4 décembre, la malade est restée vingt-quatre heures sans canule; la voix revient. Tempér. 38°. 5 (matin).

Soir (sans oxygène) : Temp. 39. — Pouls 150. — 30 respirations
avec oxygène : Temp. 39. — Pouls 152. — 44 —

Le 6. La canule est définitivement enlevée, l'enfant s'est levée pour la première fois pendant trois heures. — Gorge saine. Rien d'anormal à l'auscultation de la poitrine.

P. 150 — R 30 : Temp. 40 (avant l'oxygène).
P. 156 — R 42 : — 40. 1 (après, l'ox.)

L'élévation de la température doit probablement être attribuée à ce que l'enfant s'est levée un peu trop longtemps.

Le 7. Elle reste couchée; l'appétit est revenu.

		Temp.	*Resp.*	*Pouls*
Matin	avant l'oxygène	38,2	25	134
	après l'ox.	38,2	38	135
Soir	avant l'ox.	38,9	39	120
	après l'ox.	38,9	52	120

Le 11. La plaie trachéale est fermée.

Le 24 décembre, l'enfant part guérie.

CONCLUSIONS

De tout ce qui précède, nous croyons pouvoir conclure ainsi qu'il suit :

I. — Dans les diverses formes de la diphtérie, l'oxygène pur employé en inhalations paraît avoir des effets généraux très favorables.

II. — Lorsque la pureté du gaz est absolue, on en peut faire l'application, par quantités considérables, sans qu'aucun inconvénient en résulte.

III. — Dans le croup, les mêmes phénomènes d'augmentation du pouls et de la température signalés chez l'homme sain soumis à l'influence de l'oxygène, se reproduisent avec de très légères variantes.

IV. — La respiration est notablement accélérée dans son rythme par les inhalations du gaz ; la dyspnée des diphtéritiques paraît même tendre à se transformer le plus fréquemment en polypnée quand l'oxygène est respiré.

V. — L'oxygène a une action régulatrice marquée sur la respiration altérée dans la diphtérie.

VI. — Ce gaz a une influence vivifiante propre à régler les désordres de la mécanique respiratoire ; cependant la polypnée persiste malgré une ventilation ou une suroxygénation pulmonaire intense.

VII. — A titre de stimulant puissant des fonctions, l'oxygène a une indication toute marquée dans la diphtérie où le mauvais état général rend le plus souvent la résistance organique inefficace.

VIII. — Dans la diphtérie (comme à l'état de santé), les phénomènes d'accélération n'ont qu'une durée limitée au temps même des inhalations : les effets du gaz disparaissent rapidement quand son administration est suspendue.

Tableau synoptique des cas de Diphtérie traités à l'hôpital de Saint-Denis pendant l'année 1888.

N°s d'ordre	NOMS	SEXE	AGE	DATE de l'entrée à l'hôpital	DATE DE LA SORTIE PAR : guérison	DATE DE LA SORTIE PAR : décès	OBSERVATIONS
1	Rœ.. François	garçon	7 ans	19 févr.	»	19 févr.	»
2	M.... Lucie	fille	3 ans	20 févr.	29 févr.	»	»
3	Del.. Alice	fille	7 ans	10 mars	14 avril	»	Opérée.
4	Del... Berthe	fille	5 ans	10 mars	14 avril	»	»
5	Herl.. Henri	garçon	5 ans	11 mars	»	11 mars	»
6	Fa.... Alexandre	garçon	26 ans	13 mars	26 mars	»	»
7	Co... Albertine	fille	6 ans	16 mars	»	17 mars	»
8	Va... Eugénie	fille	5 ans	25 avril	»	25 avril	Opérée.
9	Leh.. Marie	fille	1 an	2 mai	»	2 mai	»
10	Gu... Lucien	garçon	2 ans	7 mai	»	7 mai	»
11	Gu... Mathilde	fille	4 ans	17 mai	»	18 mai	»
12	Car.. Auguste	garçon	2 a. 1/2	28 mai	19 juin	»	Opéré : trach. précoce.
13	Wak. Léontine	fille	4 ans	3 août	2 sept.	»	Opérée.
14	Ch... Julia	fille	4 ans	14 août	»	14 août	Opérée.
15	Ro... René	garçon	2 a. 1/2	22 août	»	24 août	Opéré.
16	Br... Henri	garçon	2 a. 1/2	25 août	12 sept.	»	Opéré : trach. précoce.
17	Ma... Alice	fille	2 a. 1/2	30 août	»	13 sept.	Opérée : trach. précoce.
18	Des.. Marguerite	fille	5 ans	30 août	»	31 août	Opérée.
19	Mon.. Charles	garçon	5 ans	5 sept.	23 sept.	»	Opéré : trach. précoce.
20	Aud.. Thérèse	fille	3 a. 1/2	27 sept.	»	28 sept.	Opérée.
21	Dun.. Lucie	fille	18 mois	27 sept.	»	28 sept.	Opérée.
22	Fre.. Léon	garçon	3 a. 1/2	18 oct.	»	20 oct.	Opéré.
23	Dr... Alexandrine	fille	6 ans	23 oct.	»	25 oct.	»
24	P.... Henri	garçon	10 ans	6 nov.	»	10 nov.	»
25	M.... Charles	garçon	3 a. 1/2	22 nov.	24 nov.	»	Sorti mourant.
26	R.... Marie	fille	3 ans	25 nov.	21 déc.	»	Opérée : trach. précoce.
27	L.... Angèle	fille	6 ans	29 nov.	»	1er déc.	Opérée.
28	M.... Marcel	garçon	3 ans	18 déc.	»	19 déc.	Opéré.
RÉCAPITULATION : 28 cas.		16 filles / 12 garçons	dont 1 adulte.		10 guérisons	18 décès.	16 opérés { 6 guérisons / 10 décès.

INDEX BIBLIOGRAPHIQUE

Ledoux-Lebard (M. A). — *La respiration dans le croup.* Thèse de Paris, 1881.

A. Sanné. — Art. Diphtérie, in *Dictionn. encyclop. des sciences médicales.* Tome XXIX.

G. Hayem. — *Revue des Sciences médicales en France et à l'étranger,* Sur les effets pharmaco-thérapiques des inhalations d'oxygène. — Tome XVII — 1881.

P. Langlois : Communication faite à la Société de Biologie (Séance du 30 mars 1889) : *Sur quelques remarques à propos du rythme respiratoire chez les diphtéritiques trachéotomisés et soumis aux inhalations d'oxygène.*

P. Langlois et de Varigny. — Les centres respiratoires. Revue générale. *In Revue des Sciences médicales.* Janvier 1889.

R. Binaut. — *Des altérations globulaires du sang dans la diphtérie.* Th. de Paris, 1886.

Le Roy des Barres. — *Rapports annuels sur les maladies épidémiques et les maladies virulentes observées dans l'arrondissement de Saint-Denis.* Années 1882 à 1886.

Patérne. — *Des vaporisations dans la diphtérie.*

Zûntz et J. Geppert. — Sur la nature de l'excitant normal de la respiration et le lieu de son action (*Archiv. für die gesammte Physiologie.*) Band. XXXVIII, p. 337. — Analysé dans le tome XXIX, page 24, de la *Revue des Sciences médicales de Hayem.*

Gad. — Ueber automatische und reflectorische Athemcentren. (Sur l'activité automatique et réflexe des centres respiratoires.) — *Arch. für Anat. und. Physiol.*, p. 388, 1886.

Paul Bert. — Passim, in *Comptes rendus de l'Académie des Sciences.*

Claude Bernard. id. id. id.

F. Miescher Rüsch. — Bemerkungen zur Lehre von den Athembewegungen. (Remarques sur la théorie des mouvements respiratoires.) — *Arch. f. Anat. u. Physiol.* 1885. — Analysé in *Revue de Hayem*, p. 422, Tome XXIX.

O. Langendorff et A. Sœlig. — Altérations des mouvements respiratoires dépendant d'obstacles à la ventilation pulmonaire. (Band. XXXIX, p. 223. *Arch. für die gesammte Physiol.*)

Marckwald. — Les mouvements respiratoires et leur innervation chez le lapin. *Travaux du laborat. de Physiologie de Berne*, analysés dans la *Revue de Hayem*. Tome XXIX, p. 423.

Rauke. —Tracheotomieresultate. *Berlin. Klin. Woch*, 26 octobre 1885 Effets physiologiques des inhalations d'oxygène.

Albrecht. — Ueber Einathmungreinen Sauerstoffs yur Auregung des Stoffnechstes (*Yahrbuch für Kinderheilkunde.* Band. XVIII, Heftt, p. 1. — 1882.

Filipon. — Influence, sur l'homme et la grenouille, que les inhalations exercent sur le nombre des pulsations et des respirations, sur la chaleur animale et sur la courbe pléthismographique. *Revue de Hayem*. Tome XXV.

Aune. — *Recherches sur les effets physiologiques des inhalations d'oxygène*. Thèse de Paris, 1880.

Hanriot et Richet, — *Relation sur la ventilation pulmonaire et le travail musculaire*. Acad. des sciences 27 juin 1887.

Bouchut. — *Pathologie générale*, 1882.

Dujardin-Beaumetz. — *Conférences de l'hôpital Cochin.*

Ernest Labbé. — Art. Oxygène in *Dictionn. encyclopéd. des Sciences médicales.*

Chautemps. — L'organisation sanitaire de Paris. — *Rapport présenté au conseil municipal*, 1888.

Jacques Bertillon. — Etat sanitaire comparé de quelques grandes villes d'Europe (Années 1883-1884-1885).

TABLE DES MATIÈRES

Le Mans. — Typographie Edmond Monnoyer.

Le Mans. — Typ. Ed. Monnoyer, place des Jacobins, 12.

www.ingramcontent.com/pod-product-compliance
Ingram Content Group UK Ltd.
Pitfield, Milton Keynes, MK11 3LW, UK
UKHW012242240726
13966UKWH00003B/1238